LOS PORQUÉS DEL INSOMNIO

LOS PORQUÉS DEL INSOMNIO

Sus causas biológicas y psicológicas
Propuestas de solución

MARTHA ALICIA CHÁVEZ

Grijalbo

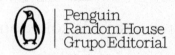

Los porqués del insomnio
Sus causas biológicas y psicológicas. Propuestas de solución

Primera edición: noviembre, 2022
Primera reimpresión: marzo, 2023

D. R. © 2022, Martha Alicia Chávez

D. R. © 2023, derechos de edición mundiales en lengua castellana:
Penguin Random House Grupo Editorial, S. A. de C. V.
Blvd. Miguel de Cervantes Saavedra núm. 301, 1er piso,
colonia Granada, alcaldía Miguel Hidalgo, C. P. 11520,
Ciudad de México

penguinlibros.com

ISBN: 978-607-382-228-2

Impreso en México – *Printed in Mexico*

A los insomnes del mundo,
con amor y enormes deseos de que este libro
ilumine sus caminos para encontrar soluciones.

ÍNDICE

Introducción 11

Capítulo 1. **Conociendo el sueño** 21

Para qué sirve dormir 21

Etapas del sueño 24

Para qué sirve soñar 27

Horas de sueño diarias recomendables

en cada edad 54

Capítulo 2. **¿Qué es el insomnio?**

Sus causas y consecuencias 57

Qué es el insomnio y sus tipos 57

Las causas del insomnio y sus consecuencias . 59

Capítulo 3. **Análisis del insomnio de tipo**

psicológico 67

La necesidad de "vigilar" 68

La necesidad de "proteger" 84

El miedo a perder el control 89

El miedo a morir 95

La necesidad de cerrar asuntos inconclusos .. 97

La obediencia a decretos de los padres 100

El miedo a confiar y a "entregarse" 105

Capítulo 4. **Las horas de insomnio.**
Sus otras caras 111

Capítulo 5. **Soluciones y propuestas** 125

Propuestas para solucionar el insomnio

de tipo físico u orgánico 129

Medicina alternativa para el insomnio 140

Propuestas para tratar el insomnio

de tipo psicológico 166

Soluciones "caseras", pero efectivas,

para el insomnio 179

Otra propuesta para combatir el insomnio 191

Conclusión 193

INTRODUCCIÓN

Termina cada día antes de comenzar el siguiente,
e interpón un sólido muro de sueño entre los dos.

RALPH WALDO EMERSON

"¡Qué fácil suena… Ojalá pudiera!", me dijo mi amiga insomne, que se sintió casi ofendida y muy incomprendida al leer la brillante frase que incluyo en el epígrafe en un póster.

Para quienes tenemos la bendición de poder dormir a pierna suelta cada noche, ese sólido muro de sueño entre días viene fácil y natural; como un plácido remanso que nos envuelve cuando la hora llega. Para quienes padecen de insomnio, en cambio, la idea suena como una falaz utopía, una ilusión inalcanzable, un privilegio del cual no gozan.

Esta amiga insomne me dijo que, a pesar de que hay tanta gente como ella, a veces se siente como excluida del mundo y del flujo de la vida, que para ella no trae la tan deseada contraparte de la vigilia: el sueño. Lo que para otros es espontáneo y se logra con facilidad, para ella es forzado e inútilmente perseguido.

"¡El insomnio tiene solución!", le dije, y noté que ella, como muchos otros, al parecer ya se había dado por vencida.

Cuando se han probado muchas cosas, cuando se han hecho tantos intentos sin éxito, las personas se rinden y se convencen de que no hay solución, de que para ellas eso es lo que hay y que su única opción es aceptarlo e intentar acostumbrarse a vivir así; como si fuera inevitable, como si estuviera escrito en un destino imaginario que conciben como real.

¡No tiene por qué ser así! En el tema del insomnio, como en muchos otros pesares de la vida, hay solución. Si no se ha encontrado es debido a que no se ha identificado la causa real, o a que ha faltado un férreo compromiso, una tenaz determinación para perseverar en el camino del bienestar.

Mis años de vida, como mis años de experiencia profesional, me han enseñado que ésa es la razón por la que la mayoría de las veces los problemas y padecimientos en cualquier ámbito no mejoran o no se solucionan. Cuando una persona me dice que ha intentado todo para resolver tal cosa y nada le ha funcionado, casi siempre lo pongo en duda; y entonces la confronto: "A ver, revisa con honestidad cuántas veces lo has intentado y si has sido firme y perseverante en dicho intento". La gran mayoría de las veces, con una risita nerviosa, me contestan: "Pues no" o "sólo un par de veces". La realidad es que, sin perseverancia, difícilmente hay resultados.

Aquel mencionado día con mi insomne amiga, cuando le dije que su padecimiento tenía solución, me respondió lo típico: que ya había intentado de todo y nada le funcionaba. Acto seguido me enumeró las distintas acciones que había llevado a cabo en su infructífero intento. Cuando le pregunté por cuánto tiempo o cuántas veces había tomado tal o cual acción, soltó una carcajada y me dijo: "¡Qué bien me conoces!". Aunque esto es verdad, en realidad lo que conozco es la naturaleza humana.

No digo que todas las personas sean inconstantes o les falte perseverancia para lograr sus objetivos, pero sí que muchísimas caen dentro de esta clasificación. Y a mi entender, ésta es la causa de que muchas veces la solución a nuestros problemas —cualesquiera que sean— no termina de llegar.

¡El insomnio tiene solución! Y el objetivo de este libro es explorarlo para comprender sus múltiples causas, facetas y significados, y proponer posibles caminos para erradicarlo de nuestra vida.

Para comprenderlo es conveniente verlo desde todas sus facetas y perspectivas, porque cada una de ellas puede aportar interesantes revelaciones a quien lo padece y desea conocer el mensaje profundo que le trae. Así también, esta comprensión facilita la posibilidad de encontrar las causas y las consecuentes soluciones de este trastorno que puede resultar devastador.

Todos presentamos insomnio en algunas ocasiones, por ejemplo, cuando algo nos preocupa o estamos pasando por una etapa difícil, e incluso cuando estamos muy emocionados por alguna situación. En lo personal, muy de vez en cuando pierdo el sueño, y siempre tiene que ver con algunos asuntos pendientes que tengo que atender o con alguna situación intensa —emocionante o incómoda—, por la que estoy pasando. Debido a que me sucede muy de vez en cuando, hasta disfruto la sensación de soledad que con el insomnio se me presenta, como si yo fuera la única persona despierta sobre la tierra. Me asomo a mi balcón a contemplar la luna y las estrellas y a sentir la magia de la noche. Pero a las personas con insomnio crónico, estas sensaciones que he descrito más bien les parecen una tortura, tal como lo expresa la siguiente frase de la película *Insomnio*: "No hay nada más solitario que no poder dormir, tienes la sensación de que el planeta está desierto".

Sin lugar a duda, el insomnio crónico es otro asunto. Éste se caracteriza por las siguientes particularidades:

- Dificultad para conciliar el sueño, necesitando más de 30 minutos para lograrlo.
- Dificultad para continuar dormido durante la noche, después de haber conciliado el sueño.
- Despertarse demasiado temprano y no poder volver a dormir, aun cuando haya tenido muy pocas horas de sueño.
- Mantenerse despierto más de 30 minutos durante la noche, al menos tres veces a la semana, por un periodo de un mes o más.

Si estas condiciones no se presentan, no podemos hablar de insomnio crónico, sino, tal vez, simplemente de una etapa en que, por situaciones que estamos viviendo, perdemos el sueño.

Aunque el objetivo de este libro es explorar el insomnio crónico, muchos de los aspectos que analizaremos sin duda aportarán luz a situaciones de la propia historia personal, que quizá no han sido consideradas, pero que pueden tener una gran relevancia para lograr la salud/equilibrio mental, emocional y físico.

Al margen de los aspectos que trataremos en este libro, me parece sumamente interesante revisar información relevante sobre los hábitos de sueño y formas de dormir que existían en épocas pasadas; esto nos amplía el panorama y nos muestra otras perspectivas respecto a lo que en la actualidad conocemos como insomnio, llevándonos a profundas y enriquecedoras reflexiones.

El historiador Roger Ekirch, de la Universidad de Virginia Tech, escribió el libro *At Day's Close: Night in Times Past* (Al final del día: la noche en tiempos pasados), en el cual presenta los resultados de más de 30 años de investigación sobre las formas en que las personas dormían hasta antes del siglo XVIII. La invención de la luz eléctrica y la revolución industrial cambiaron radicalmente la forma de vivir... y también de dormir.

En su investigación, Ekirch encontró alrededor de 2000 referencias en toda clase de fuentes, tales como periódicos, cartas, novelas, registros judiciales, poemas, etc., que confirman que, en épocas antiguas, las personas dormían bajo un esquema llamado "sueño fragmentado" (o segmentado).

Esto significa que lo normal era dormir al anochecer por tres o cuatro horas, y luego despertar de una a tres horas, para luego retomar el sueño por otras tres o cuatro horas, así sucesivamente hasta completar nueve a 12 horas, cuando despertaban al nuevo día.

Durante las horas de vigilia entre sus segmentos de sueño convivían con la familia o amigos, comían, tomaban té o vino y hacían quehaceres de sus viviendas. Consideraban, además, que era un buen momento para la intimidad con la pareja, a veces sólo porque sí, y a veces con el objetivo específico de concebir un hijo. También lo consideraban un tiempo muy propicio para tomar infusiones y tratamientos medicinales. El sueño, pues, se regía por los patrones naturales de luz y oscuridad, amanecer y anochecer, y los cambios de las estaciones. Esto se adaptaba completamente al tipo de vida y de actividades que las personas llevaban en aquella época. ¿O será más bien que ajustaban sus actividades a esos ritmos naturales?

Por su parte el científico y psiquiatra Thomas Alvin Wehr, del Instituto Nacional de Salud Mental, ha concluido en sus investigaciones y experimentos sobre el sueño que éste es el tipo de patrón del sueño que es natural en el ser humano. Al igual que Ekirch, Wehr supone que algunos de los múltiples trastornos del sueño que se presentan hoy en día pueden tener su origen en la violación de estos patrones, que son los naturales a la biología humana y los cuales, como mencioné con anterioridad, con la llegada de la luz eléctrica y la revolución industrial se modificaron dramáticamente. En el primer caso, porque la gente comenzó a dormir más tarde, aprovechando la luz eléctrica, y en el segundo, porque había que cumplir horarios en las fábricas e industrias.

Las personas tuvieron que adaptarse a las exigencias laborales y forzar al cuerpo a alinearse a ellas, no sólo en el tema del sueño y la vigilia, sino de la alimentación y satisfacción de todas sus necesidades biológicas. Como resultado comenzaron a forzarse para dormir de corrido ocho o nueve horas, hasta que ese esquema se llegó a considerar como "lo normal".

Si bien el cuerpo humano se adapta a toda clase de cambios, y a éste también se adaptó, yo a veces me pregunto si habrá casos de gente insomne en los cuales la biología y las memorias ancestrales gritan tan fuerte que conducen al individuo a aferrarse a esos patrones de dormir por unas horas, permanecer despiertos por otras, y volver a dormir como hacían sus ancestros.

La realidad es que en este mundo en que vivimos, con sus exigencias y sus demandas, las personas tenemos que acomodarnos a horarios, conductas, formas que a veces no están en armonía con nuestros ritmos naturales de comer, dormir, descansar, trabajar, socializar, etcétera.

En el caso del insomnio hay que agregar a estos patrones forzados que en ocasiones entran en conflicto con la biología muchísimos asuntos psicológicos, relacionales y orgánicos, que en conjunto provocan este trastorno del sueño en el que abundaremos desde varias perspectivas.

Comencemos...

CAPÍTULO 1

CONOCIENDO EL SUEÑO

Conocer algo implica obtener información teórica y experimental al respecto. Es la única forma de comprenderlo y adquirir las herramientas necesarias para manejarlo. En el caso del insomnio, conocer los factores biológicos y psicológicos que lo causan, así como las múltiples alternativas que se tienen para resolverlo, nos abre la puerta para lograrlo.

Así pues… ¡Conozcamos el sueño!

PARA QUÉ SIRVE DORMIR

Dormir es una necesidad básica para la vida, el equilibrio y la salud, tal como lo es comer, beber y respirar. Como toda necesidad básica, si no se satisface de manera óptima se producirán consecuencias indeseables llevando al desequilibrio emocional, físico y psicológico del individuo. Para comprenderlas, conviene revisar los beneficios de dormir, que numerosos estudios realizados a lo largo de décadas confirman:

- Durante el sueño, el cuerpo y el cerebro se recuperan del desgaste del día.
- Se reponen diversas hormonas que favorecen la producción de anticuerpos y, por tanto, el sistema inmunológico se refuerza y se regenera.
- Cuando estamos enfermos, por lo general después de una noche de sueño reparador amanecemos mejor, debido a todos los procesos que el cuerpo lleva a cabo para recuperarse durante ese lapso.
- En ocasiones sucede lo contrario; cuando estamos gestando una enfermedad, por la noche se exacerba, ya que la inactividad física y el cambio normal en las funciones del cuerpo durante la noche propician que se manifieste lo que éste está intentando resolver "tras bambalinas", lo cual, aunque incómodo, es útil y necesario en el proceso de curación.
- Se produce la hormona del crecimiento, que es indispensable para los niños y jóvenes, pero

también en todas las edades. Esta hormona ayuda a la reparación de los tejidos y al buen funcionamiento de los órganos.

- Las células grasas liberan leptina, que es la hormona supresora del apetito, lo cual favorece la pérdida de peso, o por lo menos no ganarlo.
- Mientras dormimos se fortalecen las conexiones neuronales, lo que incide en el funcionamiento óptimo de diversas funciones cerebrales, tales como los procesos de aprendizaje, concentración y creatividad.
- Se restaura el hipocampo, que es el almacén de la memoria, por lo tanto, ésta mejora.
- Bajan la producción y los niveles de cortisol y otras hormonas asociadas con el estrés, lo que protege al corazón, regulando la presión arterial y la frecuencia cardiaca, y asimismo facilita la regulación de los niveles de colesterol.
- Se produce serotonina, que propicia un estado de ánimo de alegría y motivación.

Cada vez que estudio cualquiera de las funciones de este maravilloso laboratorio que es el cuerpo humano, ¡más me fascino de lo increíble y perfecto que es! Con su impresionante capacidad de restablecerse, autorregularse, recuperarse, nuestro cuerpo se encarga de miles de funciones necesarias para mantenernos sanos y vivos. Lo único que a cada uno nos toca es cuidarlo, dándole alimentos saludables, poniéndolo en movimiento a través del ejercicio, atendiéndolo cuando pierde el equilibrio y enferma. Y aun siendo tan poquito lo que tenemos que hacer para cuidar nuestro cuerpo, con frecuencia no lo realizamos. Por el contrario, lo alimentamos con productos que lo dañan y prácticamente lo abandonamos. ¡Pobrecitos de esos cuerpos cuyos dueños no los valoran ni los cuidan; mucho menos les agradecen todo lo que hace por ellos!

ETAPAS DEL SUEÑO

Durante el proceso de dormir pasamos por cinco etapas que se repiten cíclicamente durante las horas en que permanecemos dormidos. Desde la etapa 1 hasta la 5 se considera un ciclo, el cual dura entre 90 y 110 minutos; luego este ciclo se repite una y otra vez.

El estudio de las fases o etapas del sueño se realiza mediante electroencefalogramas (EEG),[1] electromiogramas (EMG)[2] y electrooculogramas (EOG).[3] De la misma forma se revisan signos vitales, como presión arterial, frecuencia cardiaca, ritmo respiratorio, así como otros parámetros tales como la conductancia eléctrica de la piel, la cual se refiere a los cambios en el calor y la electricidad que los nervios transmiten a través de la piel.

Éstas son las etapas o fases del sueño:

ETAPA 1	El sueño es ligero y se puede despertar fácilmente ante un sonido o cualquier otro estímulo. Los músculos se relajan, el latido cardiaco se hace más lento. Las ondas cerebrales llamadas alfa que se presentan en la vigilia son sustituidas por las ondas theta, que son más lentas. Esta etapa dura alrededor de 10 minutos.
ETAPA 2	Las ondas cerebrales se vuelven más lentas y muy ocasionalmente se presenta una rápida. La relajación muscular es mayor.

---

[1] Mide la actividad eléctrica del cerebro, a través de electrodos que se colocan en todo el cuero cabelludo, durante condiciones de reposo, vigilia o sueño.

[2] A través de esta prueba se estudia el sistema nervioso periférico y los músculos que inerva.

[3] Mide el movimiento de los ojos a través de pequeños electrodos que se colocan alrededor de ellos.

ETAPA 3	Las ondas cerebrales se vuelven extremadamente lentas y son llamadas ondas delta; por momentos se intercalan algunas cortas y rápidas.
ETAPA 4	El cerebro produce solamente ondas delta muy lentas. Los músculos están sumamente relajados y la frecuencia cardiaca es más lenta. Estamos ahora en un sueño muy profundo y es difícil despertar de él.
ETAPA 5	Conocida como REM (*rapid eye movement*) o MOR (movimiento ocular rápido). La respiración es irregular y acelerada, los ojos se mueven rápidamente bajo los párpados, los músculos se "paralizan". Las ondas cerebrales aumentan, así como el ritmo cardiaco y la presión arterial. En esta etapa se presentan los sueños y, en promedio, cada noche los adultos experimentamos tres veces esta etapa.

Cuando una persona padece insomnio no logra llegar a las etapas profundas ni completar los ciclos que deben repetirse a lo largo de la noche, ya que están interrumpidos por sus intermitentes estados de vigilia. Siendo esto indispensable para lograr un buen descanso y todos los beneficios que el dormir trae —los cuales mencioné con anterioridad—, se comprende por qué se presentará el desequilibrio en todos los ámbitos de su vida.

Por otra parte, recordemos que los sueños se presentan en la etapa 5, la más profunda del sueño. Al no poder llegar a ella como resultado del insomnio, no se experimentará el proceso de soñar, el cual, como veremos a continuación, tiene una función extremadamente importante en la vida física y psicológica de la persona.

PARA QUÉ SIRVE SOÑAR

El sueño es un mensaje existencial.
Es más que una situación inconclusa, es más que un deseo
insatisfecho, es más que una profecía. Es un mensaje de ti
para ti mismo. El sueño es posiblemente la expresión más
espontánea del ser humano, una obra de arte que nosotros
cincelamos en nuestra vida.

FRITZ PERLS

Vale la pena detenernos un poco para hablar sobre el interesantísimo fenómeno que sucede en la etapa 5: *los sueños.* Éstos tienen una función sumamente trascendente para el bienestar mental, emocional y físico de la persona.

Hay quienes dicen que nunca sueñan. La verdad es que todos soñamos todas las noches, simplemente que algunas personas recuerdan sus sueños y otras no. Las explicaciones para esto son diversas y multifactoriales; desde las puramente orgánicas y funcionales, hasta las que lo atribuyen a ciertos rasgos de personalidad, como la creatividad o la introspección. En lo personal, yo he observado que en la medida en que una persona conecta más consigo misma a través de un proceso de psicoterapia o de cualquier otro de los múltiples caminos de sanación que existen, comienza a recordar sus sueños. Como si por dichos procesos estuviera fortaleciendo su conexión con su inconsciente y con todas las instancias de su ser.

Pues bien, cuando una persona dormida se encuentra en la profunda fase 5, notamos claramente el movimiento ocular rápido (MOR) y podemos estar seguros de que está soñando.

Es tan necesario e importante soñar que algunos estudios han mostrado que si a una persona se le impide soñar despertándola al inicio de la fase 5, cuando comienza a hacerlo, y así se repite cada vez que reinicia, al paso de los días comenzará a afectarle dramáticamente en su estado anímico y mental, volviéndose más irritable, desmotivada, depresiva y con dificultad para concentrarse.

Podríamos decir que el mundo de los sueños es el mundo del *inconsciente*. Éste es un término muy popular en nuestros días, y prácticamente todos lo conocemos. El estudio del inconsciente comenzó desde hace varios siglos, pero fue Sigmund Freud, a principios de los años 1900, quien no sólo introdujo el término en el conocimiento público, sino que también le dio gran importancia a su observación, análisis, estudio y significado en su teoría llamada psicoanálisis.

Desde el punto de vista psicoanalítico, el inconsciente es una instancia, un sistema de la psique o la mente, donde a través de un mecanismo de represión se guardan todos aquellos sentimientos, motivos, deseos, recuerdos, experiencias que no podemos enfrentar ni manejar porque amenazan y perturban nuestros sentimientos, nuestro sistema de creencias, la imagen y el concepto que tenemos acerca de nosotros mismos, los paradigmas, prejuicios o reglas que se nos han enseñado en la vida. Al no tener acceso directo y consciente al inconsciente, éste se manifiesta a través de los sueños, el lenguaje corporal, los actos fallidos,[1] las bromas,[2] los lapsus[3] y los síntomas tanto físicos como emocionales. Así pues, entre otras formas, a través de los sueños el inconsciente nos revela su contenido. Sobre los sueños abundaré más adelante, y con respecto al lenguaje corporal, éste es muy confiable, porque no es posible manipularlo, ya que surge directo desde el inconsciente. Con el lenguaje verbal podemos mentir, pero el lenguaje corporal o no verbal nunca miente.

Desglosando un poco este asunto, diríamos que en los sueños podemos encontrar invaluable información sobre sentimientos reprimidos, deseos insatisfechos, motivos prohibidos socialmente, conflictos internos con los que estamos lidiando, asuntos no resueltos del pasado, y un sinfín de procesos internos, como curación de traumas, resolución de

---

[1] Consisten en "errores" que cometemos de manera supuestamente no intencional, pero en realidad son verdades que no nos atrevemos a expresar o a manifestar. Entonces, nuestro inconsciente, digámoslo así, nos traiciona. Detrás de un acto fallido de cualquier tipo se esconde una verdad que no nos atrevemos a reconocer o a expresar.

[2] Detrás de las bromas puede haber agresión pasiva y otras verdades que no nos atrevemos a decir directamente.

[3] Olvidos y equivocaciones en lo que hablamos o hacemos. Su trasfondo y significado es como el del acto fallido.

conflictos emocionales y cambios profundos que se puedan estar llevando a cabo como resultado del trabajo personal, la autoobservación, la psicoterapia, o de cualquier forma de sanación y crecimiento interior que pueda existir.

Los sueños están cargados de símbolos y metáforas, los cuales conforman el lenguaje a través del cual se expresan. Los mecanismos que intervienen en el proceso de soñar son básicamente la *proyección* y la *identificación*. Las personas, animales, cosas, situaciones y lugares que soñamos son símbolos o metáforas que representan el asunto interno que el sueño nos revela.

Los sueños no mienten; tampoco lo hacen el lenguaje no verbal y todas las formas que mencioné, mediante las cuales nuestro inconsciente se manifiesta y no podemos manipular. Por eso es tan confiable y valiosa la información que obtenemos a través de ellos.

Desde el punto de vista de otros enfoques psicológicos, el inconsciente no es sólo la "bodega" donde guardamos bajo llave lo que nos resulta amenazante y difícil enfrentar, sino que también es el caudal interior, el cofre de tesoros, el reservorio de

toda clase de recursos internos, respuestas, información y herramientas para poder manejar cualquier
situación personal, superar los traumas y sanar nuestras heridas y conflictos personales.

En la corriente de hipnoterapia ericksoniana,
creada por Milton Erickson —que yo como psicoterapeuta estudié y manejo como una de mis herramientas favoritas en mi práctica profesional—, la
comunicación con el inconsciente como proveedor
de respuestas, recursos y empoderamiento es fun-
damental. Y el análisis de los sueños del paciente,
si bien no es el único, es un medio fascinante para
acceder a esa comunicación.

Recuerdo cuando estudiaba la especialidad en
hipnoterapia ericksoniana. Estábamos en la recta
final del entrenamiento, en la etapa que se conoce
como "supervisión de casos", donde cada alumno
debía atender pacientes en un consultorio llamado
cámara de Gesell, en el cual, con el conocimiento y
aprobación del paciente, del otro lado de la ventana
se encuentran los maestros y el resto de los compañeros observando el desempeño del hipnoterapeuta
en ciernes. Todos ellos ven al paciente y al terapeuta, pero el paciente no los ve a ellos.

La joven que yo atendí, dentro de todo lo que me estaba contando, me habló de un sueño que había tenido hacía algunas noches, describiéndolo con lujo de detalles. Yo la escuché, y luego, como quien da la vuelta a una página, seguí con mi "plan de trabajo" que había diseñado para ella.

Cuando terminé la sesión y me uní al grupo de compañeros y maestros para obtener su retroalimentación, recibí uno de los regaños más fuertes de mi vida por parte de mi maestro Ricardo Figueroa, a quien honro como tal, y cada día agradezco por esa súper lección que nunca olvido y que ha sido uno de los aprendizajes más valiosos en mi vida profesional. Los más beneficiados, sin duda, son mis pacientes, a quienes les puedo ser más útil.

Gracias a la muy buena memoria que tengo, recuerdo casi literalmente sus palabras. Me dijo:

¡No puedo creerlo! El inconsciente de la paciente te dio el regalo más valioso que se puede esperar, te lo puso sobre la mesa, frente a tus ojos, y lo desperdiciaste porque ya traías tu plan y te apegaste a él. Dejaste de escuchar, sentir y ver a tu paciente por seguir tu modelo y hacerla caber en tu molde, en lugar de fluir con lo que ella te estaba presentando. ¡Ese sueño que te platicó era un tesoro! *¡Un regalo del cielo!* Contenía una cantidad de información y valiosísimos recursos para su proceso terapéutico, y lo ignoraste. Tienes que seguir al paciente, tomar lo que te ofrece en la sesión, en lugar de quererlo meter en tu plan como lo hiciste con esta chica.

Su tono de voz no era ni dulce ni suave.

Yo, sensible como soy, agaché la cabeza y empecé a llorar mientras susurraba: "No me gusta que me hablen de esa manera".

Y arremetió: "¡No estoy aquí para consentirte ni para hablarte bonito, sino para enseñarte! ¡Levanta la cabeza y mírame! ¡Deja de llorar! Un terapeuta no se puede dar el lujo de sentirse víctima cuando se le confronta con un error. ¡Aprende muy bien lo que te acabo de decir!".

Y así lo hice.

Cada día recuerdo esta enseñanza que considero una de las razones por las que, a mis ojos, soy muy buena terapeuta.

Pues bien, volvamos a los sueños como traductores del material inconsciente.

Otra de sus maravillosas funciones tiene que ver con la creatividad. Muchos de los inventos que han cambiado al mundo se le manifestaron a su creador en un sueño. Fórmulas químicas y medicinales, aparatos, temas de libros o películas y hasta la estructura del átomo han sido revelados en un sueño. Ya sea que tu creencia personal sea que durante el sueño "viajamos" a otras dimensiones donde tenemos contacto con mundos y seres más evolucionados o iluminados que nos transmiten dicha información, o que simplemente se trata de un proceso creativo personal, el fascinante meollo de este asunto es que estas revelaciones se den a través de un sueño.

En lo personal, cuando estoy lista para iniciar un nuevo libro, el tema por lo general se me presenta en un sueño. La idea de escribir *¡Con golpes no!* fue uno de estos casos que me impresionó mucho por su claridad y realismo. Estaba profundamente dormida y comencé a soñar a una madre que les pegaba a sus dos niños; yo sentía angustia e impotencia al ver semejante escena. Y como saliendo del horizonte a gran velocidad, se posó frente a mí la imagen de ese libro y con ella la certeza de que debía escribirlo. De inmediato desperté y, para no olvidarlo, escribí el título de la que sabía sería mi próxima obra.

Mi aventura como autora inició en enero del año 2000, a partir de un vívido sueño en el que me encontraba en una gran terraza frente al mar que tanto amo, sentada ante una mesita escribiendo un libro, y con un enorme ser de luz a mi lado derecho. Desperté súbitamente llena de emoción y decidí que me iría a la playa a escribir un libro, decisión que fue seguida por todas las acciones necesarias para poder llevarlo a cabo cuatro meses después. Éste, mi primer libro, fue *Tu hijo, tu espejo*, un bestseller conocido por muchos, que despertó mi fascinación por escribir y me abrió de par en par las puertas del maravilloso mundo de los libros.

Otra de las aportaciones que nos ofrecen los sueños es que a través de ellos la mente inconsciente expresa situaciones que en la vida real no son aceptables y no nos atrevemos a mostrar, pero cuya represión nos daña significativamente. Deseos que no se pueden realizar o acciones que no se pueden llevar a cabo en la vida de vigilia.

Y es que cuando dormimos se suprimen los mecanismos de defensa que están activos durante la vigilia y que nos sirven parar distorsionar o encubrir las realidades que nos es amenazante reconocer. Por eso en los sueños surgen las verdades más profundas.

Por la importancia que los mecanismos de defensa tienen para comprender estas ideas, vale la pena profundizar un poco más en ellos.

En primer lugar, comprendamos que, como su nombre lo dice, tienen la finalidad de protegernos. Los podemos definir como medios que utilizamos inconscientemente para afrontar situaciones difíciles, deseos, sentimientos y toda clase de asuntos que nos parecen amenazantes y difíciles de asimilar, aceptar o enfrentar. A través de ellos distorsionamos, rechazamos o disfrazamos la realidad, y así reducimos la incomodidad emocional que dichas situaciones nos podrían generar. Se disparan de manera inconsciente y espontánea cada vez que la realidad no nos gusta, porque nos produce cualquiera de los sentimientos que nos desagrada experimentar, tales como miedo, ansiedad, culpa, dolor, enojo, preocupación, etcétera.

Todos usamos mecanismos de defensa y lo hacemos de manera inconsciente, espontánea, y, por lo tanto, involuntaria. La diferencia entre una persona sana y una enferma psicológicamente hablando estriba en que la primera —en virtud de que un libro, un terapeuta, un amigo, o la vida misma se lo haga notar— acepta y reconoce cuando está utilizando alguno, y lo que está tratando de "ocultar" con dicho mecanismo; por tal motivo puede elegir de forma voluntaria dejar de hacerlo. Nada de esto sucede con la persona psicológicamente inmadura o enferma.

Hace poco atendí a un paciente de unos 50 años; cada que yo intentaba explorar algo sobre su relación con su papá y el rol de él en su vida, me decía que no quería hablar del tema, porque todo estaba muy bien ahí. Y me lo repetía enfáticamente ante cualquier señal de que iría por ese camino. Dejé el tema en paz por un par de sesiones, y luego, cuando él ya tenía más confianza en mí, le dije que mi ética profesional me dictaba que debía comentarle lo que yo percibía y consideraba importante respecto a ese tema prohibido, y que si después de hacerlo él seguía en su postura de no hablar de eso, no le insistiría nunca más. Me concedió el permiso para hablarle del asunto y ahí se abrió una cloaca de sentimientos añejos y podridos por lo reprimidos y negados que estaban. A partir de esa sesión tomó valor para abrir la puerta y entrar a ese núcleo de resentimiento y de dolor provocado por el maltrato de su padre y las humillaciones que toda la vida le propinó. Éste era sin lugar a duda un paso necesario para la resolución de sus innumerables conflictos emocionales. A él le costó trabajo reconocer y aceptar, pero a fin de cuentas tuvo el valor de hacerlo.

Tal vez podrías preguntarte qué tienen de malo los mecanismos de defensa, si al parecer nos defienden y protegen de sentir incomodidad emocional. La respuesta es que todo eso que ellos impiden que salga a la conciencia, como motivos, deseos, sentimientos, etcétera, termina dañando emocional y psicológicamente a la persona. Porque no querer reconocer todos esos sentimientos y conflictos internos que dichos mecanismos ocultan no significa que se diluyan o desaparezcan; al contrario, se intensifican y buscan salidas sustitutas, siempre patológicas, para manifestarse.

Cabe aclarar que cuando una persona no tiene los recursos internos para enfrentar y reconocer una realidad, no habrá nada que le tumbe el mecanismo de defensa que esté utilizando. Su psique se aferrará a él, porque lo necesita para sobrevivir emocionalmente.

Es importante mencionar que dichos mecanismos, como los conocemos y estudiamos hoy en día, fueron presentados inicialmente por Sigmund Freud, el padre del psicoanálisis, aunque otras corrientes psicológicas y sus autores han agregado algunos más.

En esencia el nombre de cada uno de ellos lo describe; no obstante, vamos a revisarlos más de cerca para comprenderlos mejor, y posteriormente presentaré ejemplos sobre la forma en que algunos de ellos se manifiestan en el proceso de soñar.

- **Represión:** Impedir que una idea, recuerdo o deseo "peligroso" salga a la conciencia.
- **Identificación:** Tomar como propias algunas características, rasgos de personalidad o cualidades que pertenecen a otro.
- **Proyección:** Atribuir a otro los propios conflictos, cualidades, defectos, sentimientos, necesidades, fantasías o deseos.

- **Negación:** No aceptar una realidad interna o externa, porque resulta difícil y amenazante enfrentarla.

- **Evasión:** Evitar afrontar una situación o sentimiento difícil de manejar a través de distracciones o conductas sustitutivas.

- **Escisión:** Recordar sólo una parte de la experiencia dolorosa para protegerse de experimentar los sentimientos insoportables que recordar todo ocasionaría.

- **Regresión:** Volver a presentar conductas que corresponden a una etapa anterior, ya superada.

- **Introyección:** "Tragar", sin discernir, creencias, enseñanzas, valores que provienen de afuera.

- **Formación reactiva:** Encubrir con su opuesto un motivo o sentimiento que causa angustia, culpa, vergüenza, etcétera.

- **Fijación:** La persona se detiene en un peldaño de la escalera de su desarrollo en lugar de dar el paso siguiente, por miedo a los riesgos y responsabilidades que encontrará adelante.

- **Racionalización:** Justificar la propia conducta o deseos por medio de la lógica. Es una manera común de disfrazar nuestros defectos.

- **Compensación:** Recuperarse de una inferioridad aparentando superioridad en una forma diferente.

- **Desplazamiento:** Dirigir o descargar hacia algo o alguien sentimientos o conductas que en realidad están dirigidas a otro.

- **Sublimación:** Encontrar salidas inofensivas y socialmente aceptadas para los impulsos y las necesidades frustradas. Único mecanismo de defensa que se considera sano, ya que en lugar de que la tensión cause trastornos, se convierte en fuente de productividad o desarrollo personal.

Por lo general no es sólo un mecanismo el que interviene en un sueño, sino varios de ellos. Veamos algunos ejemplos:

Represión: Impide que una idea, recuerdo o deseo "peligroso" salga a la conciencia.

Tuve un caso de una sumisa mujer abusada psicológica y verbalmente por su esposo, quien todo el tiempo le gritaba insultos tan humillantes y ofensivos que no se puede creer cómo algo así puede salir de la boca de alguien. Debido a que ella le tenía mucho miedo, se callaba y reprimía todo su dolor y su rabia monumental, los cuales se expresaban a través de sus sueños. Casi a diario ella soñaba que golpeaba a su esposo fuertemente con los puños; es decir, que en sus sueños "actuaba" su enorme rabia hacia él, la cual tenía bien reprimida, porque en la vida real esas acciones no eran aceptables ni posibles para ella.

En otro caso, una chica joven tenía rígidas creencias respecto a que a una "buena mujer" no debe gustarle el sexo, y, en consecuencia, a la que le gusta es "mala y sucia". Ella tenía sueños recurrentes en los que estaba en medio de escenas románticas y sexuales, de los que luego despertaba angustiada y con grandes sentimientos de culpa.

Así pues, con frecuencia en los sueños "actuamos" toda clase de situaciones, deseos, sentimientos reprimidos que, por las razones que sean, no nos permitimos experimentar en la conciencia de la vigilia.

Identificación: Tomar como propias algunas características, rasgos de personalidad o cualidades que pertenecen a otro.

En nuestros sueños se nos presentan personas, lugares, cosas, mascotas, que son los personajes y escenarios que conforman la historia que se desarrolla en él. En realidad, el mensaje del sueño no tiene que ver con esa persona, cosa, lugar, animal con lo cual soñamos, sino que nuestro inconsciente, mediante un mecanismo de "identificación", lo elige —digámoslo así— para simbolizar una parte o un proceso de uno mismo que está siendo mostrado en el sueño.

Existen diversos niveles de análisis e interpretación de un sueño, usando diferentes métodos o modelos, desde uno sumamente profundo y complejo, hasta uno más superficial; todos son muy válidos, significativos y útiles, y a veces es posible llegar a comprender un proceso muy profundo a través de uno de los métodos sencillos. Una forma "al alcance de todos" para comprender el mensaje que nuestro inconsciente nos quiere dar a través de un sueño es interpretarlo de la siguiente manera:

Primero anota en un papel cada elemento de tu sueño y luego escribe al lado de cada uno de ellos lo que significa para ti, con base en las características y cualidades que le encuentras. Por ejemplo: en el sueño que recientemente me contó un paciente, él estaba con su jefe, quien conducía un auto por lugares que él nunca había estado. Luego llegaron a una casa en la que se encontraban su hermano y su cuñada. El jefe sacó de la cajuela unas viandas de comida, y los tres se unieron a comer sobre una mesita enclenque que parecía que se podía caer en cualquier momento.

Entonces mi paciente escribió al lado de cada personaje lo que significaba para él:

JEFE	Fuerte, determinado, inteligente
HERMANO	Dependiente, débil, temeroso
CUÑADA	Alegre, trabajadora

Ahora debes narrar de nuevo la historia de tu sueño, pero en lugar de decir: "Mi jefe está conduciendo un auto...", etcétera, dirás: "Mi parte fuerte, determinada, inteligente, me conduce por nuevos caminos y procesos internos, y alimenta y nutre a mi parte dependiente, débil y temerosa que está acompañada por mi parte alegre y trabajadora, aunque me siento vulnerable e inseguro de que eso se pueda derrumbar (la mesa enclenque)".

Y completamos la interpretación considerando, por ejemplo, que este sueño nos habla de que la parte fuerte de la persona, representada por el jefe, se está haciendo cargo de llevarlo por nuevos senderos y de cuidar y nutrir a su parte débil y temerosa, la cual, a su vez, podrá ser empoderada por su capacidad de contactar con la alegría y la laboriosidad o la acción.

En fin, éste es un ejemplo simple y una interpretación casi lineal para explicar el proceso de identificación en un sueño, aunque, en el caso real de este paciente, esta interpretación tomó muchas más perspectivas y facetas, de acuerdo con la asociación con todo lo que estaba sucediendo en su vida y en su historia personal.

Confía en tu intuición y valida tus interpretaciones, porque es extremadamente probable que tengas razón. Cuando entras en este espacio de conexión con tu mundo interno, te sorprenderá lo que descubrirás, y comprobarás que sabes mucho más de lo que crees.

Proyección: Atribuir a otro los propios conflictos, cualidades, defectos, sentimientos, necesidades, fantasías o deseos.

En relación con los sueños, este mecanismo está íntimamente ligado al de identificación que acabo de explicar en los párrafos anteriores. Digamos entonces que el inconsciente, mediante el mecanismo de identificación, "elige" las personas, lugares, situaciones, etcétera, que conforman la historia del sueño, para, a su vez, "proyectar" —valga la redundancia— en ellos ciertas facetas y asuntos de ti mismo.

Negación: No aceptar una realidad interna o externa porque resulta difícil y amenazante enfrentarla.

En muchas ocasiones esas realidades son tan pero tan difíciles de reconocer que en los sueños se presentan extremadamente disfrazadas o enmascaradas detrás de símbolos y metáforas.

Por ejemplo, la joven que mencioné anteriormente, con fuertes sentimientos de culpa y vergüenza

47

relacionados con su sexualidad y sus bien reprimidos impulsos y deseos, casi todos los días soñaba toda clase de símbolos fálicos: serpientes que le salían en el camino y le daban terror, una casa con muchas columnas que no la dejaban encontrar la salida, estacas clavadas en su jardín, gente que la perseguía con espadas, sintiéndose siempre amenazada. La ambivalencia entre la atracción y el miedo.

Otra forma en que la negación se presenta en un sueño es, por ejemplo, cuando hemos perdido algo muy valioso para nosotros o a un ser querido, porque falleció o porque se fue de nuestra vida. Soñamos que esa pérdida no es verdad, que sigue vivo, que regresa, que no se ha ido, o que encontramos ese objeto perdido.

Desplazamiento: Dirigir o descargar hacia algo o alguien sentimientos o conductas que en realidad están dirigidas a otro.

Una mujer, desde niña, tenía un gran temor y resentimiento hacia su violento padre, al cual percibía como un enorme monstruo de quien era imposible defenderse. Un sueño que se le presentaba de manera reiterada era el de un enorme perro bravo y agresivo que la atacaba, al que ella golpeaba con toda su furia, hasta dominarlo.

En la vida real nunca golpearía a un perro, decía confundida. Éste era un claro caso de desplazamiento. En realidad, a quien deseaba golpear y dominar era a su padre, pero lo desplazaba hacia el perro.

En la vida de vigilia, un ejemplo de desplazamiento sería el de un hombre que llega a casa y se desquita con su esposa e hijos indefensos, cuando la rabia es hacia su jefe, al cual no le puede ni alzar la voz. O el hombre que odia a las mujeres y las maltrata, cuando a quien odia es a su madre. Y de la misma forma, la mujer que desplaza el odio hacia su padre a su pareja o a todos los hombres.

Evasión: Evitar afrontar una situación o sentimiento difícil de manejar a través de distracciones o conductas sustitutivas.

En ocasiones, en los sueños, cuando estamos a punto de encontrarnos con alguien, realizar alguna acción, llegar a un lugar, la historia se desvía a algo que no tiene nada que ver, o nos despertamos abruptamente interrumpiendo el sueño, para no entrar en contacto con esa realidad incómoda.

Regresión: Volver a presentar conductas que corresponden a una etapa anterior, ya superada.

Puede que cuando estás pasando por una etapa difícil de tu vida sueñes que eres una criatura, que mamá te está cuidando, o que eres más joven y estás en un momento de tu vida donde todo era más fácil y leve. Soñar con los abuelos, los padres o personas que tuvieron un rol de protección y apoyo en nuestra infancia es otra forma en que se manifiesta esta necesidad de volver a esa etapa de la vida, donde alguien se hacía cargo de ti.

En la vida cotidiana, el mecanismo de regresión se presenta, por ejemplo, cuando un niño tiene un nuevo hermanito/a. Quizá, aunque ya controle esfínteres, vuelva a orinarse en su ropa interior, o a chuparse el dedo, o pida la mamila o el chupón, o tal vez comience a hablar como un pequeño, en un intento simbólico de volver a ser bebé para lidiar con el "duelo" del hermano menor.

Fijación: La persona se detiene en un peldaño de la escalera de su desarrollo en lugar de dar el paso siguiente, por miedo a los riesgos y las responsabilidades que encontrará adelante.

Prácticamente todos tenemos algún tipo de fijación en nuestra personalidad, debido a que nuestra crianza no fue perfecta. ¡Porque la vida es así! La crianza perfecta no existe. Esas fijaciones que se han establecido en el proceso de desarrollo de nuestra personalidad se manifiestan en diversas conductas acordes a la etapa de vida donde se generaron.

Por ejemplo, un adulto que, cuando las cosas no salen a su gusto, hace berrinches como un niño de dos o tres años, o una persona que se comporta como adolescente, o alguien que tiene imperiosas necesidades que pertenecen a una etapa infantil.

En los sueños repetitivos se puede descubrir una fijación de la cual no se es consciente, cuando una conducta, situación, reacción se presenta constantemente en ellos.

Compensación: Recuperarse de una inferioridad aparentando superioridad en una forma diferente.

Es común que una persona que tiene baja autoestima, o que sencillamente está pasando por una etapa de inseguridad o de limitaciones de cualquier tipo, sueñe que vuela, que realiza actos heroicos o que resuelve problemas de manera espectacular.

En el caso de este paciente era un adolescente con muy baja autoestima. Si bien es cierto que en la adolescencia es normal tenerla, en su caso era de veras baja, como resultado de un padre imposible de complacer, que lo descalificaba constantemente, haciéndolo sentir inútil, tonto e incapaz.

Sus sueños eran constantes actos de heroísmo que lo ponían en una situación superior a todos sus amigos. Un sueño repetitivo que este chico tenía se trataba de que estaba en una competencia de ciclismo, el cual, en la vida real, practicaba con su exigente papá. De pronto, en medio de la carrera, él comenzaba a volar con todo y bicicleta, llegando siempre en primer lugar, mientras los demás competidores lo miraban con envidia y admiración.

Otro caso que ejemplifica este mecanismo de compensación es el de una joven que, por una discapacidad congénita que se le acentúo a sus 20 años, tuvo que usar un aparato ortopédico que no sólo le lastimaba físicamente, sino que también le causaba mucha vergüenza y limitaciones en sus actividades y capacidad de movimiento. Con frecuencia soñaba que iba manejando un auto a toda velocidad, y luego éste desaparecía y era ella misma quien corría.

Cabe enfatizar que los sueños repetitivos, sean los que sean, desde pesadillas tormentosas hasta simples historias, albergan material sumamente importante que vale mucho la pena analizar, ya que ahí se esconden procesos inconscientes, conflictos internos sin reconocer, traumas no resueltos e incluso las respuestas y soluciones a los mismos.

Ya que conocimos los mecanismos de defensa y comprendimos su función, ahora nos queda claro cómo todo aquello que éstos mantienen a raya durante la vigilia surge durante la noche en todo su esplendor.

Otra de las funciones que tienen los sueños es que a través de ellos nuestro inconsciente también elabora las experiencias del día a día para procesarlas, comprenderlas e integrarlas en nuestro sistema. Y a veces, por medio de un sueño, encontramos respuestas y soluciones a nuestras necesidades, problemas e inquietudes.

Existe un tipo de sueño al que se llama "premonitorio", en el cual el soñador ve algo que sucederá en el futuro. Hay infinidad de casos de personas que lo han experimentado y, en este sentido, cada uno tendrá su propia explicación al respecto.

Recapitulando: los sueños nos informan sobre nuestros estados internos y los procesos inconscientes que estamos llevando a cabo, nos dan guía y respuestas, y nos ayudan a procesar los sentimientos, conflictos y experiencias que cada día nos presenta.

HORAS DE SUEÑO DIARIAS RECOMENDABLES EN CADA EDAD

Según la National Sleep Foundation, un instituto de investigación estadounidense sin fines de lucro con sede en Arlington, Virginia, éstas son las horas que es necesario dormir de acuerdo con la edad, para lograr todos los beneficios que el sueño aporta tanto en el aspecto físico como en el mental:

- Recién nacidos (0-3 meses): lo ideal es que duerman entre 14 y 17 horas cada día, aunque también es aceptable entre 11 y 13 horas.
- Bebés (4-11 meses): se recomienda que duerman entre 12 y 15 horas.

- Niños pequeños (1-2 años): Lo ideal es que duerman entre 11 y 14 horas. No menos de nueve.

- Niños en edad preescolar (3-5 años): entre 10 y 13 horas sería lo ideal. Los expertos consideran que menos de siete no es aconsejable.

- Niños en edad escolar (6-13 años): lo recomendable es dormir entre nueve y 11 horas.

- Adolescentes (14-17 años): el rango de horas de sueño recomendable es entre 8.5 y 10.

- Adultos jóvenes (18 a 25 años): entre siete y nueve horas al día, y no menos de seis.

- Adultos (26-64 años): lo ideal sería dormir entre siete y nueve horas.

- Adultos mayores (de 65 en adelante): lo recomendable es entre siete y nueve horas diarias.

Las horas de sueño perdidas no se recuperan. Los estragos que causa la falta de sueño no desaparecen si uno que otro día dormimos las horas correctas o incluso más. De hecho, las consecuencias de la falta de sueño se van acumulando al paso del tiempo, hasta que los signos y síntomas relacionados con esta privación se manifiestan en todo su esplendor. Los efectos del insomnio permean irremediablemente todos los ámbitos de la vida, de ahí la importancia de ponerle remedio.

CAPÍTULO 2

¿QUÉ ES EL INSOMNIO? SUS CAUSAS Y CONSECUENCIAS

Qué es el insomnio y sus tipos

Esa tortura llamada insomnio es un trastorno del sueño que consiste en la dificultad para iniciarlo durante los primeros 30 minutos o para mantenerlo en el transcurso de toda la noche, despertando durante la misma y sin poder conciliarlo de nuevo en la siguiente media hora o más, tal como lo mencioné en la introducción.

El insomnio puede clasificarse como:

- **Agudo:** se presenta por corto tiempo como consecuencia de situaciones estresantes; pueden ser problemas familiares, laborales, económicos u otro tipo de asuntos que literalmente "nos quitan el sueño" y nos demandan nuestra atención para resolverlos. En dichos casos el sueño volverá a la normalidad en cuanto las circunstancias que lo provocaron desaparezcan o se resuelva el problema que lo producía. Por lo general dura algunos días o un par de semanas. No hay duda de que todos hemos tenido este tipo de insomnio en algunos momentos de nuestra vida. Cabe mencionar que incluso las situaciones que causan alegría y emoción pueden quitar el sueño.

- **Crónico:** se presenta independientemente de lo que esté sucediendo en la vida de la persona. El parámetro médico para diagnosticar un insomnio crónico es que se presente por lo menos tres noches por semana durante tres meses o más y, si no se toma acción al respecto, puede convertirse en el estilo de vida del individuo, e incluso empeorar, al punto de que la pérdida de sueño suceda todas las noches. El insomnio crónico es la manifestación de posibles alteraciones orgánicas o psicológicas que iremos revisando.

Igual que sucede en prácticamente todas las situaciones de la vida, también las causas del insomnio tienen diversos orígenes. Éste no es un trastorno lineal que simplificaríamos como: "Esto más esto es igual a insomnio", sino que es por lo general un trastorno multifactorial que conlleva aspectos tanto biológicos como psicológicos, aunque puede ser que uno de ellos predomine. Para los fines de este libro, analizaremos de manera separada los unos y los otros para dejarlos más claros.

LAS CAUSAS DEL INSOMNIO Y SUS CONSECUENCIAS

Por desgracia hay muchas personas en el mundo que, por propia experiencia, podrían enlistar puntualmente las consecuencias del insomnio. La Organización Mundial de la Salud lo considera un problema de salud pública, debido a que 30% de la población mundial lo padece.

Si una persona no logra dormir suficientes horas ni de manera profunda durante sus noches, no logrará el descanso necesario para funcionar adecuadamente en sus actividades cotidianas, ni su cuerpo podrá llevar a cabo las múltiples funciones de recuperación, regeneración y balance que realiza cada noche. Por ello, en corto tiempo se comenzarán a presentar las consecuencias:

- Cansancio extremo y debilidad durante el día
- Irritabilidad y mal humor
- Desmotivación
- Problemas en sus relaciones sociales
- Dificultad para concentrarse
- Desgaste físico y mental significativo y, por lo tanto, bajo rendimiento en ambos ámbitos
- Afectación en su desempeño académico o laboral
- Incapacidad de tomar decisiones, debido a que la corteza prefrontal, que se encarga de estos procesos, no reacciona adecuadamente
- Alteraciones en el metabolismo, que puede llevar a sobrepeso o a obesidad
- Dolor en los músculos
- Confusión
- Pérdida de memoria
- Dolores de cabeza
- Desequilibrio en la producción de insulina, con riesgo de desarrollar diabetes tipo 2
- Depresión

- Temblor en las manos
- Aumento de la presión sanguínea
- Desajustes hormonales
- Afectación del sistema inmunológico, haciéndose más vulnerables a enfermedades
- Mayor riesgo de accidentes al conducir un vehículo o al operar una máquina, ya que los reflejos y capacidad de atención no están en su nivel óptimo
- El rostro luce cansado, demacrado; aparecen ojeras y la piel se reseca
- Afectación de las funciones sexuales y baja en la libido

Sobra aclarar que dichos síntomas irán minando cada vez más la habilidad de la persona para funcionar de manera saludable y eficiente en su vida.

Diversos experimentos de privación del sueño han mostrado que cuando a un organismo, ya sea humano o animal, se le impide dormir, pueden aparecer alteraciones neurológicas, como alucinaciones, ataques epilépticos e incluso la muerte.

En diversas épocas de la historia humana, la privación del sueño ha sido usada como método de tortura; podemos imaginar lo terrible que esta situación puede ser y comprender cómo el insomnio crónico se le parece.

Pero ¿qué hay detrás del insomnio y qué lo hace tan complejo y con frecuencia difícil de resolver?

Como mencioné con anterioridad, existen diversos factores que se consideran causantes del mismo. Algunos son de índole biológico y otros de naturaleza psicológica. Estos últimos conllevan aspectos emocionales y mentales concernientes al individuo y también otros aspectos más complejos que involucran diversos factores familiares y sociales.

Algunos de los *factores biológicos* que pueden ser causa de insomnio son los cambios hormonales, la obesidad, los efectos secundarios de ciertos medicamentos, el exceso de nicotina, cafeína o alcohol, los altos niveles de estrés que provocan un desequilibro químico en el cerebro. También algunas enfermedades, como cáncer, diabetes, enfermedades cardiacas, asma, reflujo gastroesofágico, hipertiroidismo, Parkinson y Alzheimer. Desafortunadamente se crea un círculo vicioso en el que los mencionados trastornos provocan insomnio, y a su vez el insomnio intensifica y perpetúa dichos trastornos.

Estudios recientes evidencian que el cerebro de una persona que padece insomnio pareciera ser incapaz de identificar y reaccionar a los ciclos circadianos, que de manera natural facilitan el poder dormir cuando llega la hora.

Los *ciclos o ritmos circadianos* son los relojes biológicos que están presentes en cada organismo viviente. En periodos de aproximadamente 24 horas, éstos regulan las funciones dentro del organismo, como la producción de hormonas, la temperatura corporal, la tensión muscular, funciones cardiovasculares, la presión arterial y las funciones del aparato digestivo. Los ciclos circadianos tienen influencia no sólo en la biología, sino en las emociones, la mente y las conductas del individuo. Si bien son relojes biológicos endógenos, o sea que suceden dentro del individuo, se ven fuertemente influenciados por factores ambientales como la luz y la temperatura.

En lo relativo al sueño y la vigilia, los ciclos circadianos tienen una función clave que nos conviene analizar para comprenderla. En nuestro maravilloso y fascinante cuerpo humano existe el llamado núcleo supraquiasmático (NSQ), que es el centro principal, el reloj maestro que regula los ciclos circadianos. Está localizado a la altura del entrecejo sobre los nervios ópticos, por lo cual a través de los ojos recibe información sobre la luz, y cuando ésta disminuye o se ausenta, el NSQ estimula al cerebro para que le indique a la glándula pineal que elabore más melatonina, la hormona del sueño. La producción de melatonina baja en el día y aumenta en la noche, debido al cambio en la luminosidad. De aquí se desprende que a las personas insomnes con frecuencia se les recomienda tomar melatonina antes de ir a dormir, con el fin de que induzca el sueño de manera natural. En muchas ocasiones funciona; en otras, la situación es más compleja y requiere una intervención más integral.

Otros factores que pueden causar insomnio son los múltiples malos hábitos que muchas personas tienen, como que antes de dormir realicen actividades que las estimulan y las ponen en estado de alerta (chats, videojuegos, películas de suspenso o acción). Muchas personas trabajan con su computadora en la cama. ¡Gran error! El lugar de trabajo es para eso, y el lugar de descanso es para ese fin; cada actividad en su lugar y un lugar para cada actividad.

Otro muy mal hábito sumamente común hoy en día es el uso excesivo de teléfonos celulares o tablets justo antes de dormir, peor aún, dormir con ellos al lado en la mesita de noche. Hablaré con más detalle sobre este punto en el capítulo 5, "Soluciones y propuestas".

Otro mal hábito que puede ser causa de insomnio es cenar en exceso, peor todavía si son alimentos pesados, cargados de grasa, que pueden causar acidez estomacal o cualquier otro tipo de molestias. Más detalles sobre este punto en el capítulo 5.

En conclusión, los seres humanos estamos perfectamente diseñados para llevar a cabo todas las funciones de la vida —incluyendo dormir— que son necesarias para mantener un armonioso equilibrio físico, emocional y mental. Cuando no sucede así, hay algo que no está funcionado adecuadamente y nos está pidiendo nuestra atención y la toma de las acciones necesarias para resolverlo y recuperar la homeostasis. No te acostumbres jamás a vivir en desequilibrio. No llegues a la conclusión de que eso es lo normal o que eso es lo que a ti te toca. Jamás te des por vencido en el convencimiento de que tu trastorno tiene solución y en mantener encendido ese motor interior que te lleve a tomar las acciones necesarias para encontrarla.

CAPÍTULO 3

ANÁLISIS DEL INSOMNIO DE TIPO PSICOLÓGICO

Como revisamos en el capítulo anterior, el insomnio puede tener causas biológicas. Pero, en el ámbito de la psicología, la experiencia nos enseña que, en ocasiones, sus causas se generan en ciertas vivencias acaecidas en la vida de la persona, por lo general, en la niñez; no obstante, las experiencias traumáticas pueden suceder en cualquier momento de la vida, causando el llamado "estrés postraumático". Éste puede traer como resultado, entre otros síntomas, el insomnio. Las experiencias traumáticas son sin duda difíciles de afrontar y dejan una huella en la psique y en el mundo emocional de la persona. Si no son atendidas y sanadas, causarán sus dañinos estragos.

Con más frecuencia de lo que imaginamos, el insomnio tiene poderosas causas psicológicas que, en lo personal, encuentro fascinantes e indispensables de analizar y comprender.

El insomnio puede originarse como resultado de algún factor psicológico, que al no resolverse y volverse crónico, comienza a afectar el ámbito físico y a causar daños en las funciones biológicas del individuo.

Los aspectos psicológicos que muy comúnmente se encuentran detrás del insomnio son:

a) La necesidad de "vigilar"
b) La necesidad de "proteger"
c) El miedo a perder el control
d) El miedo a morir
e) La necesidad de cerrar asuntos inconclusos
f) La obediencia a decretos de los padres
g) El miedo a confiar y a "entregarse"

Iniciemos a continuación un recorrido por estos aspectos psicológicos. Analizarlos es como abrir la puerta a verdades que piden, que exigen, ser mostradas.

La necesidad de "vigilar"

Bert Hellinger, creador de la corriente terapéutica llamada constelaciones familiares, dice: "Quien no puede dormir es porque cree que debe vigilar".

La cantidad de personas insomnes que podrían caber en este enunciado es enorme. La primera impresión que leerlo o escucharlo puede generar es de confusión. ¿Vigilar? No obstante, cuando se revisa a profundidad su significado, muchos pueden sentirse identificados.

Este patrón de mantenerse despierto y alerta durante la noche para vigilar se establece durante la infancia como producto de vivencias y situaciones que la criatura experimenta dentro del seno familiar o del entorno en el cual está creciendo. Mediante un mecanismo de fijación, la persona se queda, digamos, "atorada" en esta conducta que le sirvió para sobrevivir física o psicológicamente y la lleva hasta su edad adulta; así, se convierte en una posible causa de insomnio, aun cuando sus circunstancias ya hayan cambiado. Por lo general, la persona no es consciente de esto.

Pero ¿vigilar qué?

Veamos las posibilidades:

Los abusos
Saber que tantos niños son víctimas de abuso en este mundo me causa muchísimo dolor y rabia. Por

eso escribí mi libro *¡Con golpes no!*, para hacer conscientes a los padres de lo que el abuso ocasiona y de que existen otras formas sumamente efectivas de educar a los hijos, sin golpes.

Hay diversas formas de abuso hacia los niños: el sexual, el físico, el psicológico, el laboral y la negligencia. Lamentablemente, muchos niños y niñas en el mundo sufren uno, varios, o incluso todos los tipos de abuso. Éste, dentro del contexto que en este apartado nos ocupa, puede ser una de las razones por las que un niño tiene que "vigilar".

Cinthya[1] creció en una familia con dos hermanos varones y unos padres indiferentes y ausentes, que cuando ella tenía seis años se divorciaron. El irresponsable padre se desentendió de ellos y nunca más los buscó o apoyó financieramente ni en ninguna otra forma. La mamá, con sus hijos, se fue a vivir a casa de su madre, la abuela materna de Cinthya, en la que habitaba su tío solterón de cuarenta y tantos años, un bueno para nada mantenido y consentido por mamá que se sentía con derecho a tomar lo que le diera la gana... como si todo mereciera...

---

[1] Todos los nombres que se mencionan se han cambiado para proteger la intimidad de las personas.

como si el mundo entero y todos sus habitantes estuviéramos aquí para servirle.

Unos pocos días después de que llegaron a vivir ahí, el tío comenzó a entrar a la diminuta recámara de Cinthya en medio de la noche, y mientras ella dormía el perverso hombre la tocaba. En un momento dado ella despertaba, pero se quedaba inmóvil fingiendo seguir dormida sin saber qué hacer, llena de miedo, vergüenza, confusión y asco. Al paso de los días el tío fue avanzando en sus acciones de abuso, y en un punto ya no sólo la tocaba, sino que se masturbaba mientras lo hacía.

Como casi todos los niños abusados que, por miedo, amenaza, confusión y vergüenza no cuentan lo que les pasa, Cinthya tampoco lo hizo. Temía decirle a mamá porque pensaba que ella no le creería y, si lo hacía, se detonaría un gran problema familiar que ocasionaría que la abuela —con la cual su mamá ya de por sí tenía pésima relación— los echara de la casa, quedándose ella y su familia literalmente en la calle. Tristemente, al igual que Cinthya, muchos niños abusados "se inmolan" soportando el abuso para proteger a su familia de algo.

Cinthya ya no podía más. Una noche descubrió que, si en lugar de quedarse quieta fingiendo estar dormida se movía, como pretendiendo que estaba comenzando a despertar, el tío de inmediato detenía sus acciones y salía de la recámara a toda prisa, por miedo a ser "pillado". Entonces estableció ésa como su estrategia para ahuyentarlo y así protegerse de su asqueroso abusador.

Al paso de unos días, las noches de Cinthya estaban llenas de angustia y se esforzaba para no quedarse dormida, aunque en un momento dado el cansancio la vencía. Sus esfuerzos por no abandonarse al sueño tenían el objetivo de mantenerse alerta y pendiente del momento en el que el tío entrara y, así, desde el primer segundo de su presencia en la recámara, usar la estrategia que había descubierto para ahuyentarlo.

Esto funcionó para alejar al hombre cada noche, pero fue el inicio de un patrón de sueño que se estableció como un mecanismo de autoprotección y sobrevivencia.

Después de un año de vivir en casa de la abuela, la madre de Cinthya y sus hermanos pudieron mudarse a su propio espacio, lo cual representó un tremendo alivio para ella. El tío ya no entraría a su recámara cada noche, pero el mencionado patrón de mantenerse alerta "vigilando" ya se había instalado fuertemente en la psique de Cinthya, como resultado de la traumática situación que vivió durante un año. Dicho patrón permaneció prácticamente el resto de la infancia, la adolescencia y parte de la juventud de Cinthya, hasta sus 34 años, cuando decidió buscar ayuda profesional para atender su insomnio, que ya se había vuelto insostenible.

Cuando le indiqué que "observara" su patrón de insomnio, fue sumamente útil lo que descubrió: se caracterizaba por un par de horas de sueño profundo cuando se quedaba dormida, seguido por despertares intermitentes y abruptos por el resto de la noche, cada uno de los cuales duraba alrededor de media hora, antes de que pudiera nuevamente conciliar el sueño hasta la siguiente interrupción. Cinthya se impresionó cuando cayó en la cuenta de que justamente así era su forma de dormir durante el año en el que vivió en casa de su abuela soportando a su pervertido abusador.

Observar el propio insomnio desde afuera, como un espectador, es un paso muy importante en el proceso de resolverlo. Lo que se encuentra al hacerlo es material valiosísimo para comprender el núcleo psicológico que lo alimenta y lo perpetúa y, por consiguiente, para encontrar el mejor camino de solución.

Las acciones de los adultos

Otro de los asuntos que muy comúnmente un niño siente que tiene que vigilar son algunos actos y dinámicas que se suscitan entre los adultos con quienes vive, por lo general entre mamá y papá.

Éstos pueden ser: discusiones y peleas, o relaciones sexuales demasiado ruidosas y explícitas que llenan de inquietud al niño y siente que tiene que permanecer alerta, "vigilante", escuchando lo que sucede entre sus padres. A veces porque le inquieta o incluso le excita, a veces porque le confunde no entender de qué se trata. Hay padres que no tienen ningún tipo de prudencia ni discreción en lo que se refiere a su intimidad. Infinidad de veces he atendido en mi consulta a adultos llenos de conflictos con su sexualidad, porque crecieron viendo o escuchando las interacciones sexuales de sus padres, o a una madre de ésas que en psicoterapia llamamos "seductoras".

Estas madres seductoras se exhiben ante los hijos desnudas o en paños menores, exponen el hecho de que acaban de tener relaciones sexuales saliendo de la habitación con la ropa sexy que estaban usando, y peor aún, algunas se exhiben junto con su pareja, que a veces es el padre de sus hijos y a veces no, mostrando conductas de tono sexual, como besos y caricias del tipo de las que deberían ser expresadas dentro de su intimidad, no frente a sus hijos. Y en el tema del insomnio, éste es otro aspecto de esa "necesidad de vigilar".

Es normal que un chico se excite viendo a una mujer desnuda o semidesnuda, o mostrando conductas seductoras, pero cuando esa mujer es su madre, se origina un conflicto interno, como una enredada madeja de sentimientos confusos, que casi siempre va a requerir ayuda profesional para desenmarañarla. Y lo mismo sucede en el caso de una niña con un padre seductor.

Recuerdo el caso de un chico de 30 años que acudió a terapia porque tenía serios conflictos con su vida sexual. Él fue el hijo de una madre sumamente seductora, rayando en lo grotesco, lo cual marcó severas consecuencias en él. Siempre que estaba sexualmente excitado se le venían a la mente de manera automática y sin poder controlarlo imágenes de su mamá… con aquella ropa, en aquella actitud, en aquel día… A veces, por lo excitado que estaba, se dejaba llevar, pero después sentía un asco y una culpa intolerables. En algunas ocasiones podía detener esas imágenes, pero eso significaba que también su excitación se cortaba en automático. Podemos imaginar cómo su vida sexual era una mezcla de placer y tormento, hasta que ya no pudo más y por fortuna buscó ayuda profesional.

Por supuesto que también existen padres "seductores", y sus conductas y los resultados son como los que he explicado.

Otra faceta de este patrón la explicaré a través del caso de una chica adolescente que atendí. Desde pequeña dormía en la cama de sus padres, y lo seguía haciendo a sus 14 años, lo cual no sólo es raro e inusual, sino también inapropiado, retorcido y enfermizo desde el punto de vista relacional y psicológico. La llevaron a terapia por los múltiples temas emocionales que presentaba, entre ellos, insomnio. Acostada cada noche con sus padres, con frecuencia la despertaban los movimientos o sonidos emitidos por ellos cuando tenían relaciones sexuales, lo cual le provocaba gran inquietud, confusión, excitación y asco. Todo eso y más, matizado por un urgente deseo de que aquello terminara ¡ya!

Cada noche, una parte de su mente se mantenía como en estado de alerta, entre la curiosidad y la culpa, esperando a ver si aquello sucedería o no. Sobra decir que esto fue la causa de que se estableciera un patrón de insomnio aun siendo tan joven.

Cabe añadir que algunas madres y padres secretamente se excitan teniendo a su hija/o ahí junto a ellos mientras tienen sexo, con el riesgo de que los vean y escuchen, o más bien dicho, sabiendo que los ven y escuchan. Éstos son enfermos depravados que tienen desdibujados los límites más básicos e inviolables que deben existir entre padres e hijos, y de lo que es sano y lo que es una perversión. Enfermos que no entienden que los hijos son sagrados y su bienestar también, y que, en los asuntos de pareja, sean los que sean, jamás deben involucrarlos.

También se da el caso de que algunos padres pelean y discuten constantemente. Dormir con el hijo en su cama los expone a estar escuchando, sintiendo y recibiendo los angustiantes efectos de estar en medio de las discusiones que, aunque parezca que están dormidos, les afectan en todos los niveles de su ser.

Yo no sé qué tienen en la cabeza algunas madres y padres que no entienden cuestiones que deberían ser parte de su sentido común y de su sano juicio, como el hecho de que, por las razones mencionadas y mil más, los hijos no deben dormir con ellos.

Es importante dejar bien claro que esta necesidad de vigilar las discusiones y peleas, y las interacciones sexuales de los padres, no sólo se presentan en los hijos que duermen con ellos, sino aun cuando estén en su propia habitación. Tengo presentes muchos casos en los que, al escuchar los pleitos de los padres, los hijos se levantan y van a tratar de conciliarlos, a defender a la víctima, o a reprender al victimario. Desde pequeños se convierten en "hijos parentales", lo cual explicaré unos párrafos más adelante.

Por ejemplo, el caso de un adolescente que atendí. El pobre muchacho, desde que era muy pequeño, cada que escuchaba las casi cotidianas discusiones se levantaba a defender a su mamá de su abusador y alcohólico padre, terminando también insultado y golpeado casi siempre.

¡VIGILAR! es el sino que acompaña la vida de estos pobres hijos, dejándolos condicionados —entre muchos otros traumas— al insomnio crónico.

Esperando el regreso del ausente

La incertidumbre que la ausencia de un ser querido puede dejar en quienes viven esta experiencia es insoportable. Cuando este ser querido los abandonó, cuando se fue sin despedirse y sin explicación alguna, o incluso con despedida y explicación, quien se queda no tiene paz. La fallida esperanza de que algún día vuelva puede llegar a destrozar el corazón y a robar la tranquilidad.

Cuando David era un niño, una mañana su padre se fue de casa para vivir su romance con una mujer de la que se enamoró apasionadamente. No le importó su compromiso con la familia, ni el bienestar emocional de sus hijos, ni nada, sólo su deseo egoísta de vivir su vida como si todo lo demás no existiera.

Este abandono del padre devastó a David, quien desde ese día no volvió a vivir ni a dormir en paz.

La esperanza de que el padre volviera, y la duda de cuándo eso sería, lo mantenían sumergido en el tormento emocional que la incertidumbre provoca.

Él recuerda que un día mamá entró a su recámara y lo encontró despierto a las dos de la mañana. Le preguntó si estaba enfermo o qué le pasaba, a lo que respondió: "Quiero estar despierto, porque si llega mi papá y estoy dormido no lo veré". Su mamá, sensible y sabia como era, le dijo que durmiera tranquilo y le prometió que, si papá regresaba, ella misma lo despertaría. Por unos días esta promesa consoló a David, pero después pensó en que podría ser que papá viniera y mamá no se diera cuenta por estar profundamente dormida, y entonces no lo despertaría. Así que volvió a su vigilancia personal porque sintió que era la única forma de asegurarse de que no se perdería la anhelada y falsamente imaginada visita de papá.

La imagen de un pequeño forzándose a no dormir por si el amado y añorado padre regresa me conmueve sobremanera.

¡Por qué los padres y madres que abandonan no entienden la dolorosa y profunda herida que abren en el corazón de sus hijos! O si lo entienden, ¡por qué no les importa! Cuando ya no hay el amor ni la voluntad para seguir en pareja, que cada uno vuele por su propio cielo, pero a los niños ¡NUNCA! hay que abandonarlos.

Es claro que esta experiencia en la vida de David fue la causa de que su insomnio crónico se perpetuara hasta su adultez. La necesidad de vigilar durante la noche se estableció como un patrón rígido y arraigado en todas las áreas de su ser. El trabajo terapéutico que llevamos a cabo fue un proceso hermoso y sanador —aunque también doloroso—, que le permitió al pequeño David liberarse de aquella tormentosa expectativa que lo acompañó toda la infancia, y al David adulto, aprender por fin a abandonarse a las delicias de un sueño profundo.

¡Amo tanto mi profesión como psicoterapeuta! Y vivo asombrada día a día de las transformaciones que las personas pueden lograr en su vida a través de su comprometido trabajo terapéutico.

Monitoreando a los que están fuera de casa
Ésta es otra faceta que toma la necesidad de vigilar y se presenta dentro de las siguientes circunstancias:

Muy frecuentemente, por desgracia, uno de los hijos/as asume el rol que en terapia familiar llamamos "hijo parental", el cual explico ampliamente en el capítulo 10 de mi libro *Tu hijo, tu espejo*. Este rol se refiere al hecho de que, ante ciertas circunstancias familiares, alguno de los hijos/as —simbólicamente hablando— deja su lugar en el subgrupo de hijos y sube al subgrupo de las cabezas de familia, o sea, el de los padres, de quienes se esperaría que ejercieran la autoridad y todo lo que ella conlleva. Este hijo/a parental siente que tiene que proteger tanto a sus padres como a sus hermanos, que es responsable de la crianza de éstos y que tiene que encargarse de muchos de los asuntos de la vida familiar, lo cual, en realidad, es a los padres a quienes les corresponde.

Cuando mamá, papá, o ambos están ausentes, cuando son inmaduros, débiles o irresponsables, o padecen alguna discapacidad, aparecerá un "hijo/a parental". Éste es un mecanismo inconsciente de compensación cuyo objetivo es mantener el equilibrio de la familia. Como si el hijo/a supiera —de hecho, lo sabe— que sus padres no pueden con el paquete, entonces alguien lo tiene que tomar.

El hijo/a que toma ese pesado rol será el que tiene un tipo de personalidad madura y un yo interno fuerte para poder echar sobre sus espaldas semejante tarea de fungir como el padre/madre de sus hermanos, de sus propios padres y hasta el sustituto de pareja de uno de éstos.

El hijo/a que ha asumido este rol puede que desarrolle, entre muchos otros síntomas, un patrón de insomnio, ya que tiene que estar alerta y vigilante, esperando el momento en que lleguen los que andan fuera de casa, y que lleguen bien, para entonces poder "soltar el cuerpo".

Naty es una chica de 24 años, con un fuerte sentido de responsabilidad que a veces raya en lo excesivo. Su vida es un claro ejemplo de lo que estamos tratando en este apartado. Su madre, dependiente y pasiva, su padre, conductor de un camión de mudanzas que le implica pasar muchos días y noches fuera de casa en sus trayectos por diversas ciudades. Cada que él sale de viaje, le encarga a Naty que cuide de sus hermanos menores y de su madre. Los padres con hijos parentales cometen el gran error de darles responsabilidades que no les corresponden, como el de cuidar a sus hermanos y a su madre o padre, y con ello refuerzan ese rol. Una cosa es cooperar en casa en todo lo que la vida familiar requiere, y otra es sentir que la responsabilidad total le toca a ese hijo/a. Proteger a los hijos les corresponde a los padres, a menos que tengan alguna discapacidad o enfermedad que les impida llevar a cabo esa responsabilidad. Entonces, deberán ser otros adultos los que se encarguen de los niños.

Así pues, continuamente, Naty monitorea.

El caso es que ella, aunque se da cuenta de todas las responsabilidades que asume y que no le corresponden, se siente atrapada en este rol de hija parental que ha llevado a cuestas durante muchos años y que le ha generado un insomnio crónico que siempre tiene como causa principal el mantenerse vigilante del bienestar de su familia.

LA NECESIDAD DE "PROTEGER"

¿Proteger qué, a quién, de qué?

De cualquier cosa que el hijo sienta que puede perjudicar a su familia. Veamos algunos ejemplos:

Mary considera que sus hermanos son muy descuidados, y no puede conciliar el sueño hasta que todos ya están en cama, durmiendo; entonces sale de su recámara para revisar si dejaron las ventanas y puertas cerradas con llave, la estufa apagada y las llaves de la misma bien cerradas, el sistema del inodoro correctamente colocado para que no se tire el agua toda la noche, las luces de todos lados apagadas, etcétera.

Cuando hay problemas financieros, Mary pierde el sueño, sintiéndose responsable de solucionarlos. Con su sueldo de enfermera, ella resuelve como puede los temas económicos de la familia. En vísperas de Navidad, cada año, su papá comienza a ablandarle el corazón, diciéndole que no tendrá dinero para los regalos de sus hermanitos, y que por favor ella se los compre para que los pobrecitos no se queden sin regalos. Mary se engancha en la manipulación y se hace cargo de este asunto que en realidad les corresponde a sus padres. Luego ve con frustración y molestia cómo el papá, que dijo no tener dinero para ese fin, se compra para sí mismo botellas caras de whisky y de tequila "porque son fechas especiales".

Otra faceta de esta necesidad de proteger se presenta cuando existe abuso físico o psicológico del padre o la madre hacia el cónyuge o hacia otros miembros de la familia. Los hijos que protegen se sienten responsables de cuidar a los abusados, manteniéndose alertas y preparados, por si es necesario intervenir para detener una sarta de insultos o una golpiza que se puedan generar en medio de la noche. ¿Quién podría conciliar el sueño en medio de situaciones como éstas?

A un paciente de unos 30 años las múltiples vivencias como las que he mencionado, en medio de las cuales creció, le dejaron una profunda huella. Su convicción de que tenía que proteger se volvió monumental; se convirtió en una preocupación desmedida e irracional prácticamente por todo el mundo. Cuando sus vecinos hacían una fiesta, no podía conciliar el sueño hasta que ésta terminaba y parecía que todo y todos estaban bien. No le quitaba el sueño el ruido, sino la preocupación de que todo terminara sin ningún percance y de que todos los invitados, que sin duda estaban bajo la influencia del alcohol, y quizá de otras cosas, llegaran a salvo a casa.

En ocasiones una sola persona presenta prácticamente todas las facetas del "vigilar" que he mencionado, como es el caso de un paciente quien me contó una historia que fue sumamente traumática para él: su frágil mamá lo llevaba a su cama a dormir con ella cada vez que su padre no dormía en casa, porque estaba en un viaje de trabajo o porque andaba de parranda, porque a ella le daba miedo. Las madres y padres que usan a sus hijos para paliar sus inseguridades deberían mejor comprometerse en un proceso terapéutico, del tipo que elijan, para resolver su situación emocional, en lugar de usar a sus hijos para ese fin. Los niños están ahí para que nosotros, los padres, los protejamos, y no al revés.

Una de esas noches, cuando mi paciente tenía ocho años, en la madrugada llegó el padre muy alcoholizado y comenzó a discutir con la mamá. Con esa voz tropezada y ese aliento fétido que desprende alguien en estado de ebriedad, le contó de dónde venía y comenzó a narrar con lujo de detalles lo que había hecho con la prostituta con la que había estado, y hasta dio el nombre de dicha mujer. Luego comenzó a reclamar a la madre con insultos irrepetibles por lo humillantes que fueron que ella no servía para hacer todas esas prácticas; y empezó a forzarla para realizarlas, en medio de sus súplicas y sus lágrimas que desgarraban el silencio de la noche. Me imagino que ambos suponían que el niño dormía, o tal vez ni siquiera pensaban en él, ensimismados como estaban en sus cosas.

El pobre niño lloraba en silencio y fingía estar dormido; sentía que explotaba por dentro entre su llanto ahogado y sus ganas de gritar, mientras escuchaba todo aquello de lo cual entendía la mitad, pero le angustiaba a un nivel indescriptible. De pronto, comenzó a moverse y a dar toda clase de señales de estar despertando, con la esperanza de que eso sirviera para que su padre detuviera todas sus acciones y palabrería que lo atormentaba a niveles impensables. Y afortunada y lamentablemente (ahora te diré por qué) funcionó. El padre se detuvo, y por lo ebrio que estaba, en unos momentos se quedó dormido.

Y ahí terminó ese evento. ¿Terminó?... La respuesta es obvia. Ese recuerdo se quedó fijado por muchos años en la psique y las emociones del niño y había causado importantes consecuencias en su vida sexual y psicológica; incluso años después, con el simple hecho de escuchar el nombre que llevaba aquella prostituta, se disparaba en él una reacción de angustia que lo remitía a aquella traumática noche.

Jamás lo contó a nadie. Cuando vino a terapia conmigo fue la primera vez en su vida que pudo expresar todas y cada una de las cosas que el padre dijo e hizo... Y créeme, ¡todas y cada una eran cosas que un niño nunca debería escuchar ni presenciar!

Cabe añadir que uno de los múltiples efectos que esta experiencia causó en el chico fue el insomnio. En su sistema neurológico se estableció una asociación de hechos que, si le ponemos palabras, diría: "Mientras duermo pueden pasar cosas horribles; despertar detiene esas cosas terribles; mantenerme despierto impedirá que sucedan". Por eso he dicho que afortunada y lamentablemente despertar funcionó. Porque eso determinó el establecimiento de este patrón de insomnio, ya que, en efecto, despertar fue lo que detuvo los horribles hechos que aquella noche estaban ocurriendo... ¡y estuvo a cargo de él!

El miedo a perder el control

Abandonarnos a un profundo sueño trae consigo la pérdida total de control, sobre nosotros mismos y sobre lo que está a nuestro alrededor. La necesidad de tener el control es una de las más difíciles de gestionar, ya que el perderlo se percibe como una derrota, como un peligroso riesgo, una rendición involuntaria y forzada, una especie de aniquilación. Dormir a pierna suelta requiere un acto de confianza y entrega total, un abandono a lo desconocido. Esto es impensable para una persona que ha aprendido que teniendo el control soluciona todo... o por lo menos... algo.

Desde la más tierna infancia podemos desarrollar una personalidad controladora, como resultado de ciertas experiencias vividas. Uno de los múltiples factores que, de acuerdo con Sigmund Freud, propician la gestación de este tipo de personalidad tiene que ver con vivencias experimentadas entre los 18 meses y los tres años.

Él estipuló que en el proceso del desarrollo psicosexual del niño se presentan cinco etapas, y la forma en que se viva cada una de ellas matizará significativamente la personalidad del individuo. Aunque la etapa anal es la que nos incumbe para los fines de explicar la personalidad controladora, presentaré todas para exponer el concepto completo.

- **Etapa oral:** Los primeros 18 meses de vida la boca es la zona donde el bebé encuentra placer y a través de ella conoce su mundo. Por ello, la criatura de esa edad se lleva todo a la boca. Frustrarlo constantemente, impidiéndoselo, creará una fijación que favorecerá ciertas conductas y carencias emocionales.

- **Etapa anal:** Entre los 18 meses y los tres años es cuando el niño aprende el control de esfínteres y la libido se concentra principalmente en el ano.

De acuerdo con la teoría psicoanalítica, el acto de defecar para el niño significa producir algo que él entrega, algo que sale de él (de hecho, así es). Pero cuando mamá o las personas encargadas de su cuidado reaccionan continuamente con asco, con drama, o incluso con agresión verbal o física ante el hecho de que el niño evacúe, éste lo interpreta como que eso que él produce es algo malo e indigno, y, por lo tanto, él es malo e indigno. Entonces aprende a contenerlo y a reprimirlo, para evitar el rechazo y la desaprobación que tanto le lastiman. Así, según Freud, se gesta una personalidad retentiva, una de cuyas facetas es la necesidad de controlar.

- **Etapa fálica:** Entre los tres y los seis años, la libido se centra en los genitales. Es en esta etapa cuando los niños comienzan a tener conciencia de ellos, y se despierta la curiosidad y la conciencia de las diferencias entre hombres y mujeres.

- **Etapa de latencia:** Se presenta de los siete a los 10 años. La libido no se centra en una zona específica del cuerpo y está dirigida fundamentalmente al desarrollo de habilidades y nuevos aprendizajes.

- **Etapa genital:** Desde los 11 o 12 años, la libido se concentra en los genitales, pero a diferencia de la etapa fálica, donde básicamente se estaban descubriendo, aquí ya se experimenta la sexualidad como la conocemos y la definimos, como producto del despertar hormonal. Se inicia la preparación para la sexualidad adulta.

Otro factor que puede propiciar el desarrollo de una extrema necesidad de controlar es crecer en un ambiente donde se vive constantemente la sensación de frustración e impotencia ante los múltiples problemas y situaciones caóticas que se experimentan. Entonces el niño, al no poder controlar lo que sucede para cambiarlo, se aferra a controlar aquello que sí puede. Al controlar lo que sí puede, simbólicamente está controlando lo que no. Intentar controlar —ya sea que la persona lo logre o no— le da una sensación de seguridad, de estar a cargo y, por consiguiente, perder el control le genera vulnerabilidad, inseguridad y miedo.

De la misma manera, los niños que viven en un entorno familiar en el que los padres constantemente amenazan con que se separarán/divorciarán viven en una constante incertidumbre de si aquello realmente sucederá y cuándo. Al no poder controlar en absoluto que tomen o no tomen esa decisión, o que por lo menos se callen la boca, comienzan a intentar controlar lo que sí les es posible. El desarrollo de múltiples síntomas, incluido el posible insomnio crónico, puede tener su origen aquí.

Así pues, las probabilidades de llevar ese patrón de control a la vida adulta y a las diversas áreas de su vida son enormes. Yo he encontrado que los pacientes que he atendido con insomnio crónico de tipo psicológico son por lo general personas muy controladoras.

Una persona controladora manifestará este rasgo de diversas maneras, por ejemplo, presionando demasiado para que sus hijos estudien lo que ella desea, para que sus allegados sientan, deseen, vivan de las maneras que ella considera de su gusto, y molestándose cuando las cosas y las personas no son lo que ella desea. Este tipo de persona difícilmente es capaz de respetar las diferencias individuales, de aceptar que la vida y los otros no tienen por qué ser como ella lo dicta, y que en infinidad de ocasiones no tiene la razón.

Paradójicamente, en el escenario del insomnio, los intentos de control no sirven para nada; por el contrario, dificultan más alcanzar el tan ansiado sueño. Forzarnos a quedarnos dormidos en realidad lo hace más difícil. No pasará… el sueño no llegará por esforzarnos, sólo nos queda soltar el control y "abandonarnos", cosa casi imposible para alguien que, como una forma de sobrevivencia emocional, desarrolló ese rasgo y la necesidad de controlar.

Como ya lo mencioné con anterioridad, este trastorno del sueño es multifactorial y sin duda encontraremos en las personas que lo padecen no sólo uno, sino varios factores presentes.

EL MIEDO A MORIR

Una expresión popular dice que el sueño es el hermano menor de la muerte.

En 1874 John William Waterhouse realizó una interesante pintura al óleo a la que llamó *El sueño y su hermanastro la muerte*, misma que te recomiendo que busques y contemples. En dicha obra, el pintor personifica a los dioses griegos Hipnos y Tánatos, representantes del sueño y de la muerte, respectivamente, los cuales, en la mitología griega, eran hermanos gemelos. La forma en que el artista los presenta es por demás interesante, ya que Hipnos se muestra muy visible e iluminado y Tánatos se encuentra envuelto en penumbras.

A través de una brillante frase, el filósofo Arthur Schopenhauer expresa esta profunda idea que estamos analizando: "Cada día es una pequeña vida, cada despertar y levantarse un pequeño nacimiento, cada fresca mañana una pequeña juventud y cada irse a la cama y dormir, una pequeña muerte".

Intuitivamente sabemos que al dormir dejamos nuestro mundo consciente y penetramos al inconsciente con todos sus recovecos, secretos y sorpresas. Al parecer, concebimos nuestro mundo inconsciente como algo oscuro y tan desconocido que nos parece peligroso. Como si creyéramos que, al entrar ahí, hasta morirnos es posible.

¿Cómo podría la luz existir sin su contraparte, la oscuridad? ¿Cómo podría lo consciente vivir sin lo inconsciente? ¿Cómo cualquier cosa podría ser si no tuviera su polo opuesto? El erróneo concepto de que el inconsciente es "peligroso" nos lleva a temerle y, como consecuencia, también al sueño.

Como expliqué en el capítulo 1, el inconsciente es la instancia donde guardamos lo que no podemos o no queremos enfrentar, pero también es nuestro aliado, nuestro cofre de tesoros, de recursos, de soluciones y respuestas.

Visitar nuestro inconsciente no sólo sucede en el sueño; el día entero está plagado de signos y "evidencias" de la constante comunicación que existe entre ambas instancias: la consciente y la inconsciente. No podría existir el equilibrio, ni la vida misma, sin la continua interrelación entre ambos.

Simplemente sucede que cuando dormimos y el consciente descansa, el inconsciente asume su turno.

El miedo a esta pequeña muerte que es el dormir está profundamente relacionado con el miedo a perder el control, que revisamos en el apartado anterior. Bien claro nos queda ahora cómo ambos factores pueden favorecer el insomnio crónico, y bien clara también la importancia de atenderlos a través de psicoterapia, o de cualquier otro medio de curación que se elija.

La necesidad de cerrar asuntos inconclusos

Según Fritz Perls, creador de la corriente terapéutica llamada Gestalt, uno de los poderosos factores que propician el insomnio —además de que generan otras patologías de orden psicoemocional e incluso físico— son los "asuntos inconclusos". Éstos se refieren a un sinnúmero de situaciones tales como toda clase de sentimientos reprimidos y negados que, por lo tanto, no se han sanado, necesidades insatisfechas, conflictos internos o externos sin resolver y cualquier tema personal y familiar que no se ha atendido ni solucionado. Este tipo de situaciones pueden mantenerse inconclusas por un corto periodo de tiempo, o incluso por muchos años.

Como lo mencioné con anterioridad, cuando dormimos se suprimen los variados mecanismos de defensa que nuestra psique utiliza durante la vigilia, los cuales nos sirven para adaptarnos y funcionar de la mejor manera posible en todos nuestros asuntos y relaciones. Así pues, al estar inactivos dichos mecanismos, surge de nuestro inconsciente todo el material del que, justamente por la acción de ellos, no somos conscientes durante el día.

Es tan grande la necesidad del ser humano de cerrar asuntos inconclusos que, digámoslo así, pierde el sueño como un llamado de su inconsciente que le pide "darse cuenta", para que tome cartas en el asunto. Como si su inconsciente considerara más importante mostrar esos temas para resolverlos que dormir. Por eso es muy recomendable que, cuando despierta durante la noche, la persona analice lo que llega a su mente, los sentimientos que experimenta, los recuerdos que aparecen, y en general lo que le sucede durante esos lapsos. Ahí se encuentra importantísima información sobre su mundo interno, y sobre los mencionados asuntos inconclusos que requieren atención y resolución. Por desgracia, lo que generalmente hacen las personas durante sus horas de insomnio es "distraerse": con la televisión, el celular, un libro, o cualquier otra actividad que las aleja de posibles *insights* o revelaciones que su inconsciente quiere mostrarles.

La vida diaria está plagada de innumerables ejemplos de cómo los asuntos inconclusos atoran los procesos, como si fueran anclas que no dejan avanzar hasta que los resolvamos. Por ejemplo, cuando dejamos algo inconcluso por simple que eso sea (una llamada que se nos olvidó hacer, una tarea que no se realizó, un pendiente que no se completó, un problema del que no se habló, etc.), difícilmente podremos enfocarnos en otra actividad, incluso si se trata de entretenimiento, porque el asunto que dejamos pendiente nos molesta como una espinita clavada que nos lo recuerda constantemente; como una piedrita en el zapato que en cada paso demanda nuestra atención. Y, sin duda alguna, esa noche perderemos el sueño, a menos que se esté bajo el efecto de un somnífero ingerido antes de ir a la cama.

En ocasiones, decidirse a cerrar asuntos inconclusos conlleva tener que enfrentar sentimientos y vivencias incómodas. Pero más incómodo aún es seguir arrastrándolos por la vida. Vivir "al día" es uno de los factores que más paz y libertad interior producen. En lo personal, me cuesta mucho entender que tantas personas prefieren ir por la vida cargando su pesado equipaje, en lugar de detenerse un momento a revisarlo, a dejar ir, reacomodar, y hacer lo necesario para vivir, en palabras de Anthony de Mello, "ligeros de equipaje".

LA OBEDIENCIA A LOS DECRETOS
DE LOS PADRES

Malena era una chica joven y llena de proyectos. Algunos le apasionaban sobremanera y otros la abrumaban. Los primeros eran los elegidos por ella; los segundos, por su mamá.

Desde muy joven, la madre de Malena perdió a su padre; tuvo que ayudar a cuidar a sus hermanos menores y trabajar medio tiempo para colaborar con la ya de por sí apretada economía familiar, que se volvió aún más apretada tras la muerte del padre.

Aunque vivaz y llena de entusiasmo y de sueños, la madre de Malena se vio obligada a dejar de lado sus planes personales para ajustarse a las necesidades familiares.

Después se casó y luego dio a luz a Malena, una niña que heredó su temperamento entusiasta y dinámico, y en la cual se veía reflejada a sí misma. Como era de esperar, en la medida en que Malena crecía, inconscientemente la madre comenzó a vivir la vida que soñaba, vicariamente, a través de ella.

Este tipo de proyección, del cual hablo ampliamente en mi libro *Tu hijo, tu espejo*, consiste justamente en que, de manera inconsciente, la madre o el padre toma a su hijo/a como una extensión de sí mismo, esperando que realice los sueños que no pudo, corrija los errores que cometió y complete los asuntos que, por cualquier razón, dejó inconclusos.

La forma en que esto se manifiesta es una insistencia a veces extrema de guiar la vida del hijo/a, tratando de convencerlo de que haga o deje de hacer, de que decida A en lugar de B, etcétera. Cuando el "yo" interno del hijo es débil, sin duda reaccionará a esa presión tomando decisiones que complazcan a mamá o a papá, aun cuando vayan en contra de sus propios intereses y deseos. Es muy triste ver a tantos adultos que están realizando el sueño de su mamá o de su papá en lugar del suyo propio.

En cambio, cuando el "yo" interno del hijo es fuerte, honrará su propio camino, andándolo; ennoblecerá su propia historia, escribiéndola; respetará sus propios sueños, realizándolos. Y estará dispuesto a pagar el precio que esto conlleva, que es la desaprobación del padre o madre, en todas las formas en que ésta se pueda manifestar. Ese precio es doloroso y duro, porque una de las más grandes necesidades de un hijo —a cualquier edad— es "gustarle" a sus padres. Por eso tantos eligen mejor complacerlos que correr el riesgo de su desaprobación. Pero los que eligen esto también pagan un precio: el dolor que conlleva la traición a uno mismo.

Por ello, pienso que uno de los mayores regalos de amor incondicional que los padres podemos darles a nuestros hijos es honrar y respetar su individualidad, su camino y sus sueños, y apoyarlos para que los realicen... Los de ellos... no los nuestros.

¿Pero cómo se relaciona todo esto con el insomnio crónico?

Volvamos a la historia de Malena.

Su mamá, que se quedó con tantos sueños sin realizar y tantas ganas de haberlo hecho, desarrolló una fuerte obsesión con respecto al acto de dormir, convencida de que éste era una pérdida de tiempo. Como si tuviera una enorme prisa de llegar a algún lugar, como si sintiera que al dormir se le iba la vida y, con ello, la oportunidad de rescatar las ilusiones truncadas. Esto la llevó a indagar e investigar en todos los medios que encontró a su alcance información acerca de la cantidad mínima de horas que se puede dormir sin que esto afecte la salud física y emocional. Encontró por ahí técnicas de varias disciplinas que le ayudarían a desarrollar la capacidad de lograr dicho objetivo: dormir lo menos posible.

Esta obsesión la extendió hacia sus hijos, a quienes desde muy pequeños intentó introyectar sus creencias respecto al dormir, y enseñarles las mencionadas técnicas. Cuando llegaron a la pubertad y la adolescencia, los hijos, ¡afortunadamente!, hicieron a un lado las engorrosas técnicas y las absurdas creencias de su madre. Todos, excepto Malena, que vivía una tormentosa culpa si se daba el permiso de dormir más de lo permitido dentro del erróneo esquema de su mamá. Para la chica, entonces, dormir se convirtió en una lucha interna constante, entre la parte que lo deseaba y la que le recriminaba si lo hacía. El resultado: un insomnio que tuvo que ser atendido incluso con medicación, porque los niveles de ansiedad que ella estaba generando como producto de esa lucha interna y de la falta de sueño eran extremos.

Obedecer a la orden implícita y explícita de la mamá, según la cual hay que dormir muy poco y hacer más y más y más, terminó generando un verdadero tormento para la hija, a quien hubo que apoyar mucho para salir de semejante programación.

Hay un tiempo para cada propósito en la vida. La hora de dormir es para eso, para soltarnos y rendirnos al sueño reparador que nos equilibra y renueva. La hora de hacer es para eso, para ponernos activos y realizar las tareas que el día a día nos requiere. Gran madurez y sabiduría es la que poseen las personas que son capaces de comprender esto y alinearse con este flujo natural de la vida. Esta capacidad, que no siempre es fácil de desarrollar, es también una de las que más recompensas y salud nos aportan.

Es razonable decir que, muy posiblemente, las personas con insomnio crónico tienen dificultad para confiar y para entregarse, porque hacerlo requiere de un acto de valor que conlleva el riesgo de la desilusión. Confiar y entregarse es para ellas como saltar al precipicio con las manos vacías.

Por razones que tienen que ver con una combinación de temperamento, carácter, resiliencia y otros factores, algunas personas son más capaces que otras para sobreponerse a la desilusión. Cuando confiamos y nos fallan, cuando nos entregamos y no hay entrega de regreso, cuando las cosas no son como las deseamos, se experimentará una decepción, y a su vez una desilusión.

La primera tiene que ver con hechos reales que por diversos motivos no resultan como esperábamos. Esa realidad esperada, esa expectativa creada, se modifica —y no a nuestro favor— como resultado de las múltiples variables que la vida presenta. La segunda tiene que ver con ilusiones y fantasías que construimos respecto a algo, y que a fin de cuentas no sucede en la realidad. Aun cuando hay una diferencia entre la decepción y la desilusión, ambas causan el mismo desasosiego emocional: dolor, frustración, enojo e impotencia. El desengaño experimentado cuando la realidad no es lo que se espera, la muerte de la esperanza de tener eso que se anhela.

Ante dicho escenario, hay personas que se cierran y dicen: "¡Nunca más!" Otras, en cambio, se levantan, se recomponen y siguen adelante.

Desde niños vivimos muchas decepciones y desilusiones, y esto es inevitable: cuando no recibimos el regalo de cumpleaños deseado, cuando mamá o papá nos abandona, cuando no cumplen lo que prometen, cuando cualquier cosa no es lo deseado o esperado. Todo esto va haciendo su efecto y construyendo —en unos más que en otros— la dificultad para confiar.

Así pues, las experiencias de la vida perfilan la capacidad de confianza y entrega de la persona. Las múltiples desilusiones causadas por personas muy significativas, de quienes se espera protección y amor, las múltiples ocasiones en que la vida "nos falla", son un campo fértil para convertir la posibilidad de confiar y entregarse en todo lo contrario.

Las experiencias de la vida lo provocan, pero la tela interior de la cual la persona está hecha, que incluye su determinación o la falta de ella, la convierte en el avestruz que mete la cabeza en la tierra cuando siente peligro, o en el ave fénix que se quema y renace de entre sus cenizas. Ninguna es mejor que la otra, por cierto, sólo diferentes.

En lo personal, tiendo a confiar y a entregarme al cien por ciento a lo que quiero y me interesa. ¡Al cien por ciento!... No sé hacerlo de otra forma. Estoy consciente de los riesgos que esto implica, y de las múltiples desilusiones y decepciones que pueden ocurrir, y que, de hecho, me han ocurrido... ¡Muchas!... ¡Muchas!... Pero me digo: "Si no funciona, si fracaso, ya me sentaré a llorar a la vera del camino; luego me levantaré y seguiré adelante". ¡Y vaya que lo he hecho! Porque prefiero equivocarme porque hice que equivocarme porque no hice.

Con frecuencia me he preguntado de dónde me viene esa determinación para recomponerme y seguir, para continuar confiando y entregándome a la vida y a todo lo que me presenta. Y tengo una respuesta: la entrega y compromiso de mi madre Margarita y de mi padre Pedro. Siempre estuvieron ahí, cumpliendo al cien por ciento su función de criarnos a mí y a mis hermanos, con una entrega y un compromiso inquebrantables. ¡Qué afortunada soy de haberlos tenido como padres!

.Conforme las enseñanzas budistas, las expectativas rotas y los deseos insatisfechos son una de las mayores fuentes de sufrimiento. "Si no quieres sufrir, no desees nada, no esperes nada", dicta dicha enseñanza. Aunque personalmente considero que es muy cierta, también creo que no es fácil. No digo que no sea posible, ¡claro que lo es! Yo misma, y seguro tú también, he logrado experimentarla en carne propia… a veces…

La confianza y la entrega de la que hablamos se refiere a la que va dirigida a personas, proyectos, convicciones, decisiones, y hasta a la vida misma. Tal como lo revisamos en el apartado *c)* de este capítulo, dormir implica un acto total de renuncia precisamente, una entrega total, un confiar en que el propio cuerpo, la mente y el ser completito saben lo que hacen, y siempre tienen como su fin último nuestro bien mayor.

Así, y sólo así, con la confianza y la entrega total a la noche y a sus leyes, se puede vencer al insomnio crónico. Yo te invito a que revises si, como alguien que lo padece, encuentras en ti esta dificultad para entregarte y confiar, este temor a hacerlo por los posibles riesgos que conlleva.

CAPÍTULO 4

LAS HORAS DE INSOMNIO. SUS OTRAS CARAS

Lo que se vive durante las horas de insomnio puede resultar poético. ¡No te enojes conmigo si lo padeces y mi comentario te parece ridículo, ofensivo o incluso cruel! A lo que me estoy refiriendo es a que ninguna otra situación en la vida provoca los estados alterados de percepción que éste genera. Tampoco hay situación de la vida que nos conduzca al umbral del misterio, de lo inconsciente, de lo insondable o de lo insoportable, tal como una noche de insomnio sabe hacerlo. Y, a fin de cuentas, se ha escrito poesía y brillantes tratados sobre el dolor, la ira, la pérdida, y prácticamente sobre toda clase de tragedias humanas. Si padecer insomnio puede ser una tragedia para quienes lidian con él como parte constante de su vida, pues pongámosle algo de poesía.

Las frases célebres me han encantado desde que era niña. Algunas más que otras, me parecen valiosas perlas de sabiduría; algunas más que otras, reflejan con brillantez profundas verdades de la vida; algunas más que otras, desvelan secretos que de otra forma quedarían incomprendidos. ¿Qué mejor manera podría yo encontrar para desplegar lo que deseo presentar en este capítulo, sino a través de frases célebres que activen nuestras fibras más profundas y arquetípicas para conectar, para entender, para reflexionar? Por todas estas razones, echaré mano de algunas de ellas para mostrar "las otras caras del insomnio".

Cuando se padece de insomnio, nada parece real,
las cosas se distancian, todo parece una copia,
de una copia, de otra copia...
De *El club de la pelea*

Tanto pacientes como amigos y conocidos que padecen este trastorno me han comentado lo que experimentan en sus noches de insomnio. Y como en realidad todos hemos tenido etapas o noches aisladas sin poder dormir, comprendemos muy bien lo que a continuación describo.

Es algo muy parecido a estar en otra dimensión, donde todo se percibe de forma diferente que durante la vigilia. Los problemas parecen más grandes, los desafíos más difíciles, las dudas más confusas, los riesgos más peligrosos. Esta percepción exacerbada de las cosas empeora el insomnio, dificultando aún más poder conciliar el sueño. Es común que, en la mañana, a la luz del día, todo parezca más simple y ligero. Lo que en la oscuridad de la noche se percibía monumental y terrible, se ve más pequeño y manejable.

En mi opinión, esa percepción distorsionada es tal cual una emulación de la realidad física. Pongámoslo así:

- Por la noche, literalmente, está oscuro; aunque enciendas la luz, jamás verás con la claridad del día. No se notan los detalles, no puedes ver a lo lejos, los objetos se antojan más pesados y más grandes, todo proyecta una sombra, todo es gris y negro, el tiempo transcurre lento… lento…, los sonidos de la vida no se escuchan, los que se escuchan pertenecen a la noche.
- En el día, sucede todo lo contrario; se puede ver a lo lejos, se perciben los detalles, los objetos muestran su tamaño y peso real, todo

tiene colores y los sonidos de la vida están presentes por todos lados.

Bien comprobado está que la forma en que percibimos algo determina lo que sentimos sobre eso y, en consecuencia, las conductas y acciones que tomamos al respecto. Y si le agregamos el factor estrés, que por lo general acompaña a las horas de insomnio, tendremos la ecuación completa. La ecuación de la realidad distorsionada tiene un resultado igual a: ¡cuidado con lo que dices, decides y haces en esa circunstancia!, porque esta estrechez de visión y percepción distorsionada o limitada que se da en relación con las cosas físicas se repite exactamente igual en relación con las cosas subjetivas, como son los pensamientos, los sentimientos y las imágenes internas sobre cualquier asunto.

Por eso te recomiendo que durante los ratos de insomnio no tomes decisiones, ni escribas un correo electrónico, ni envíes un mensaje, ni procedas con cualquier clase de determinación importante, porque es altamente probable que en la mañana te arrepientas, o que, al percibir la situación de manera diferente —como sin duda sucederá—, cambie por completo lo que quieres decir o hacer. Incluso tal vez pienses que ni siquiera es necesario decir o hacer algo.

La noche tiene sus propias leyes, por eso también te recomiendo que no te dejes atormentar por esta percepción distorsionada de las cosas durante tus ratos de insomnio. Recuérdate a ti mismo que en esos momentos es normal verlo más grave, y que mañana será otro día. Y con su radiante luz, el nuevo día te dará otra perspectiva, una más ligera y realista.

No hay nada más solitario que no poder dormir,
tienes la sensación de que el planeta está desierto.
De *Insomnio*

¡Me siento tan solo en mis noches de insomnio! Todos en casa duermen... Camino solitario, subo y bajo soportando la horrible sensación de que nadie me ve ni me escucha, como si no existiera... ¡Me aterroriza! ¡Me urge que amanezca!

Así me describió un paciente lo que él experimenta.

En lo personal, pocas veces pierdo el sueño, y eso es cuando tengo pendientes importantes o situaciones estresantes por las que estoy pasando. Para mí, esta sensación de soledad, de que el planeta está desierto, de que soy el único ser humano que no duerme (aunque no sea así), ¡es maravillosa! Experimento un sentimiento de misterio y de fascinación al contemplar el cielo con sus estrellas y su luna, y al escuchar los sonidos de la noche; sonidos extraños que a veces no identifico, que me muestran la vida nocturna del planeta que se alinea con la respiración de todos los que duermen. Me siento extasiada con la energía de la noche, serena, profunda, misteriosa, impenetrable.

"¡Claro, es fácil decirlo cuando pierdes el sueño muy de vez en cuando!", me reclamaría alguien con insomnio crónico, y tendría toda la razón. Pero créeme, mi querido lector, que si lo padeciera, ya habría hecho todo lo necesario para resolverlo, tal como te estoy invitando a hacerlo a ti que lo padeces, ofreciéndote este libro.

¿Quién dijo que el insomnio era malo?
Es la manera de examinar nuestro espíritu.

ANÓNIMO

Tal como lo mencioné en el apartado *e)* del capítulo 3, durante las horas de insomnio la mayoría de la gente se distrae, haciendo cosas, leyendo, viendo televisión, o hasta jugando con su tablet o computadora. Si simplemente se dejaran estar, si permitieran que fluyera hacia su conciencia lo que su ser les quiere mostrar, encontrarían respuestas a sus cuestionamientos, hallarían soluciones a los temas de su vida, conocerían lo que hay en los niveles profundos de su psique, que les quiere ser mostrado. ¡Pero qué miedo se le tiene a todo esto! Porque no se comprende, porque se ignora el tesoro que encierra y el regalo que trae consigo. Mejor evadirse, mejor ahuyentarlo… ¡Y no saben de lo que se pierden!

La noche es el momento más duro para estar vivo.
Poppy Z. Brite

Qué importante es conocer el contexto en el que una frase brillante o célebre fue dicha. El contexto le da sentido y significado.

En relación con esta frase en específico vale la pena conocer quién es el maravilloso ser humano que la expresó. Nacido como mujer, con el nombre de Melissa Ann Brite, conocido actualmente como Billy Martin o Poppy Z. Brite, este gran escritor nominado a varios premios y ganador de otros experimentó la llamada "disforia de género", sobre la cual él mismo ha escrito en diversas ocasiones. Ésta es una intensa sensación de estar "en el cuerpo equivocado", de pertenecer al género diferente al que su cuerpo manifiesta, lo cual le crea a quien la vive una gran incomodidad y angustia relacionadas con su cuerpo: como estar atrapado en él, al cual no pertenece. En el año 2010, Billy Martin comenzó su tratamiento médico de reasignación de sexo.

Al conocer esta parte de la vida del autor podemos comprender el profundo significado de la frase mencionada: "La noche es el momento más duro para estar vivo". Sin pecar de darlo por hecho, puedo imaginar que era en sus noches cuando más fuerte confrontaba su tormento, su angustia ocasionada por la disforia de género que le aquejaba. Aderezadas con la falta de luz, el silencio, el lento paso del tiempo y la falta de actividades que suelen ser grandes distractores, sus noches pueden haber sido ¡durísimas!, pienso yo...

Para algunas personas, despertar es una crueldad diaria

y la evitan evitando dormir.

GREGORY MAGUIRE

¡Qué fuerte! Como que sus despertares les confrontan con su realidad abrumadora, con tener que enfrentar un nuevo día y soportar cada una de sus horas, sus minutos y segundos, que pesan y asfixian, porque están cargados de desesperación, soledad, angustia, carencias, dificultades.

Como el caso de una paciente aquejada por una fuerte depresión posparto. Me dijo que, en cuanto abría los ojos, sentía que una oscura nube la envolvía, y se le venía el día encima; como una loza compuesta por cada una de las cosas que tenía que enfrentar en el cuidado de su bebé, ¡cada una de ellas, pesada, cada una de ellas, enorme! Tal como se experimentan en la depresión posparto.

O el paciente que perdió a su amada esposa, quien tuvo que ser medicado para poder dormir. Cada mañana al despertar, la realidad le restregaba en la cara su dolorosa pérdida. Los primeros momentos de sus despertares eran —decía él— ¡insoportables! Y lo expresó haciendo alusión a lo que la mencionada frase de Gregory Maguire cita: "Prefiero no dormir para no tener que sentir lo que siento al abrir los ojos cada mañana".

A mí me causa una gran tristeza el sufrimiento de la gente. Sobre todo cuando sé que tiene remedio y no se hace nada para solucionarlo. Éste no es el caso de estas dos personas que he mencionado, porque ellos sí buscaron ayuda profesional. Pero sí es el caso de muchas, ¡muchísimas personas! Por eso, siempre insistiré en invitarte a que busques ayuda para resolver los problemas que te aquejan. No tienes por qué vivir sufriendo.

> *YO: ¡Déjame dormir!*
> *MI CEREBRO: Jaja ¡ni en sueños!*
> *Sigamos despiertos hasta recordar todas y cada una de las malas decisiones que has tomado en la vida.*
> *YO: Está bien… qué remedio.*
> www.cosasparamimuro.com

¡Esta frase me hizo reír! Me recordó algunas de mis noches, cuando en automático se me posa en la mente un recuento de lo que, en ese momento, considero malas decisiones que he tomado, seguido de varios infructuosos intentos de racionalizar cada una de ellas, para encontrarles justificaciones aceptables. Y como eso no me funciona, entonces me recuerdo a mí misma que, por la noche, mis mecanismos de defensa están medio inactivos. Después, siguen los sentimientos incómodos, la opresión en el pecho y el vacío en la boca del estómago. Nada grave, pero incómodo. Yo, que siempre trato de trabajar en mis sentimientos y asuntos de la vida, me digo que eso es algo que debo atender, que tengo que hacer algo para quedarme en paz respecto a esas malas decisiones. "¡Pero ya he trabajado mucho con ello!", me digo. La terapeuta dentro de mí despierta. "Bueno, si vuelve a surgir es porque ahí sigue —me dice—. ¿Te estarás autoengañando al suponer que ya has atendido esto? Es obvio que, en las capas más profundas de tu psique, el asunto no se ha resuelto. ¿Qué haría yo con un paciente que estuviera en esa situación?… ¡Claro! ¡Vamos a atenderlo de esa manera! ¡Mañana mismo…!", me dice la terapeuta en mí en quien confío y a quien, honestamente, le tengo mucho respeto. Este diálogo interno me agota y llega el sueño. A la mañana siguiente veo todo ¡tan distinto! Recuerdo mi recuento nocturno sobre mis malas decisiones y me digo: "¡Ay, ni siquiera son tantas ni tan malas! Sólo son tres, que por cierto tienen que ver con la misma persona y la misma etapa de mi vida. Y además... ¡ya lo procesé!". E ignorando las recomendaciones de mi terapeuta interior, sigo con mi vida y mis cosas, percibiendo como casi insignificantes los asuntos que en la noche me quitaron el sueño.

El insomnio puede ser una gran inspiración.
JOHN STEWART

¡Cuántas buenas ideas, soluciones a problemas e invenciones creativas se han encontrado en una noche de insomnio! Estoy segura de que todos tenemos ejemplos personales al respecto. Esa realidad de la vida y de las cosas que sólo se puede percibir durante la noche, aunada a una especie de alteración de la conciencia producida por la falta de sueño, más el atontamiento del hemisferio izquierdo del cerebro por el cansancio, más los asuntos de la vida que se nos vienen encima, componen una ecuación que, tras la combinación de todos sus factores, dará un resultado. Uno que sin duda rompe los esquemas y paradigmas, condición necesaria para esas revelaciones que pueden darse en una noche de insomnio. Una, de vez en cuando, permite esta gran inspiración, pero el problema, el gran problema resulta cuando hay demasiadas noches de insomnio, convirtiéndolo en una condición crónica, con las nefastas consecuencias que ya hemos mencionado.

> *Lo peor del mundo es intentar dormir y no hacerlo.*
>
> F. Scott Fitzgerald

Desde mi muy personal punto de vista, como resultado de mi experiencia profesional y mi experiencia de vida, estoy convencida de que, cuando nos resistimos a algo —sea lo que sea—, eso se complica, se aferra, se prolonga, se siente más abrumador. Ya sea que se trate de una etapa difícil por la que estamos pasando, o de una noche en la que por alguna razón perdimos el sueño, resistirnos y luchar contra eso que está ocurriendo para quitárnoslo de encima lo empeora. Hay que abrirle los brazos, aceptar que está sucediendo y que nos toca bebernos ese trago; amargo o agridulce, habrá que pasarlo.

Enfocando esto al tema del insomnio, significaría que, en lugar de esforzarte por dormir —lo cual no sucederá— te dejes fluir con la experiencia de no poder hacerlo, y dejar que la vida que fluye fuera y dentro de ti te revele sus misterios. ¡La vida es muy buena! Yo siempre lo digo, porque estoy convencida de que nos cuida y siempre tiene nuestro mayor bien como su principal propósito. En ese preciso momento, en esa precisa noche, te toca no poder dormir.

Con esto refuerzo lo ya mencionado en segmentos anteriores sobre el arte de aprender a "dejarse estar" en las noches de insomnio, abiertos a permitir que llegue lo que nuestro sabio inconsciente nos quiere mostrar.

En los casos de insomnio crónico, y debido a todas las ya explicadas consecuencias desastrosas que provoca, es necesario, además, buscar soluciones. En el siguiente capítulo, con mi gran deseo de que te decidas a poner manos a la obra, te ofrezco diversas propuestas para lograrlo.

CAPÍTULO 5

SOLUCIONES Y PROPUESTAS

Como expliqué en el capítulo 2, las consecuencias de la falta de sueño pueden dañar dramáticamente la salud física, emocional y mental de la persona. Por ello diversos expertos han ofrecido propuestas excelentes que realmente funcionan, y que lo único que requieren es tu compromiso para tomar las acciones necesarias y perseverar en ellas.

¡Cuídate a ti mismo/a! ¡Ámate! ¡Sánate!

Y para aumentar las probabilidades de que puedas hacerlo, a continuación te comparto una hermosa meditación profundamente vivencial que aprendí de mi maestro William Fairbank, gran estudioso de las enseñanzas del maestro Orin, canalizadas por Shanaya Roman y expuestas en sus libros. De él recibí importantísimos aprendizajes espirituales que marcaron un hito en mi crecimiento interior.

Como ya lo verás, el objetivo de esta práctica es conectar con "tu parte amorosa". Ésa que sabe cuidar y atender las necesidades de los demás, ésa que necesitas tanto para que, desde el día de hoy, comience a hacerlo por ti misma/o. Y aquí te la comparto.

Si lo deseas puedes grabarla en un audio para que luego la lleves a cabo guiada por tu propia voz. Puedes poner una música suave, incienso, flores, velas, o lo que a ti te genere una sensación de tranquilidad y espiritualidad, porque en esos niveles nos conectaremos.

Comienza por hacer algunas respiraciones lentas y profundas.

Cada vez que exhalas, también suelta tu cuerpo; aprovecha cada exhalación para relajarte más y más. Déjate llevar con la vida que fluye fuera y dentro de ti.

Confía en que, de este trabajo, se hace cargo una instancia de tu ser que es muy sabia: tu alma, tu inconsciente, tu espíritu, o como le quieras llamar; el nombre no importa. Sabe muy bien qué hacer y cómo hacerlo, más allá de lo que tú te das cuenta conscientemente.

Así pues, sólo relájate y déjate fluir... Vivencia cada uno de los pasos que te describo, no hay prisa, toma tu tiempo en cada uno.

Ahora, toma conciencia de una parte de ti misma/o a la que llamaremos "tu parte amorosa". Tiene una enorme capacidad para apoyar a otros, para estar pendiente de sus necesidades y atenderlas, para cuidarlos y protegerlos.

Imagina que sacas de dentro de ti a tu "parte amorosa" y la pones frente a ti.

Obsérvala... Date cuenta de cómo luce, qué te refleja... Conecta...

Ahora, mentalmente o en voz alta, como lo sientas mejor, dile cuánto la aprecias y cuánto valoras su gran capacidad de amar, de cuidar, de dar, de atender las necesidades de los demás.

Y ahora pregúntale:

¿Estarías dispuesta/o a que, desde el día de hoy, desde este momento, comiences a hacer por mí todo lo que sabes hacer por los demás?

¿A estar pendiente de mis necesidades y satisfacerlas, tal como estás pendiente y satisfaces las necesidades de los demás?

¿A cuidarme como sabes cuidar de los demás?

¿A protegerme y tener mi bienestar como tu prioridad, como lo haces por los demás?...

Y date cuenta de cómo "tu parte amorosa", con alegría y entusiasmo, te responde:

¡Claro que sí! ¡Estoy feliz de que por fin me lo pidas!
Claro que estoy dispuesta/o, desde el día hoy, a comenzar a hacer por ti todo lo que sé hacer por los demás:
A cuidarte, estar pendiente de tus necesidades, satisfacerlas, protegerte, y tener tu bienestar como mi prioridad, tal como lo sé hacer por los otros.

Siente este momento, vivéncialo, absórbelo...
Agradécele por su disposición, y dile:

Te pido que cada vez que esté dejando de ser amoroso/a conmigo mismo/a me des una señal, que puede ser una voz interior, una imagen, una sensación, que me haga darme cuenta, y así podré corregir el rumbo de mis acciones, para que éstas sean respetuosas y amorosas hacia mí misma/o.

Ahora, despídete de la manera en que te nazca hacerlo.
Integra a tu "parte amorosa" de nuevo dentro de ti, porque es tuya, porque ahí es su lugar.
Haz algunas respiraciones lentas y profundas, y haz todo lo que desees hacer para terminar esta vivencia.
Toma el tiempo que necesites... a tu propio ritmo... hasta que estés lista/o para abrir tus ojos.

Ahora sí, tu determinación para llevar a cabo un plan de acción dirigido a solucionar tu insomnio crónico sin duda estará fortalecida.

Antes de presentarte lo que a continuación expondré, es preciso dejar bien claro que, aunque voy a explicar de manera separada las propuestas para solucionar el insomnio de tipo orgánico y psicológico, es sólo con el fin de mostrar cada uno de manera individual y organizada. Sin embargo, como la experiencia lo demuestra, siempre es recomendable atender el insomnio desde todos sus ángulos, como es el orgánico y el psicológico, ya que, de esta forma, se lograrán los mejores resultados.

PROPUESTAS PARA SOLUCIONAR EL INSOMNIO DE TIPO FÍSICO U ORGÁNICO

Existen efectivos tratamientos médicos que pueden ayudar a este propósito. Todos ellos, obviamente, deben ser prescritos por un especialista, tal como un psiquiatra o un neurólogo que evaluará, además de los síntomas, otras características de la persona, como su peso, edad, historial médico, etc., para decidir la medicación y la dosis que sea más conveniente.

Cuando el insomnio crónico se debe a un desequilibrio químico en el cerebro, esta alternativa es altamente recomendable y efectiva.

Sobra insistir en que este tipo de medicamentos siempre deben ser administrados y monitoreados por el especialista, ya que intervienen con la química del cerebro y su uso debe seguirse de acuerdo con las indicaciones del médico. He conocido muchos pacientes que, por propia decisión, autoadministran a su gusto el medicamento: suben o bajan la dosis, o lo dejan de golpe sin comprender que esto puede causar un desequilibrio químico en su cerebro, e incluso empeorar la situación. Otros lo toman a veces sí y a veces no, y otros más ni siquiera llevan un seguimiento con su médico —que debe ser cada cuatro o seis semanas—, con el fin de que éste monitoree la reacción del paciente a la medicación y decida si considera necesario subir o bajar la dosis, cambiar el tipo de medicamento o comenzar el proceso de retirarlo, cuando ya sea el momento. Por desgracia son muy pocas las personas que siguen al pie de la letra las indicaciones de su médico y, por lo tanto, las que obtienen resultados totalmente efectivos.

Existen también las llamadas "clínicas del sueño" o "clínicas de trastornos del sueño", en las que especialistas en todas las áreas involucradas en los trastornos del sueño los analizan, diagnostican y tratan.

Otros tratamientos sin medicación
Existe una variedad de eficaces tratamientos para combatir el insomnio, como los que a continuación te presento. Más que tratamientos son importantísimas recomendaciones que, de seguirlas, podrán lograr sorprendentes resultados. Como en todas las cosas de la vida, sólo es necesaria tu voluntad y determinación para tomar estas acciones.

- **Aprende técnicas de relajación.** Consiste en la relajación progresiva de los músculos en las diferentes áreas del cuerpo, lo cual ayuda a llevarlo a un estado de calma y relajación que inducirá al sueño. Dentro de estas efectivas técnicas se encuentran también los ejercicios de respiración, meditación y visualización guiada a través de un audio, por ejemplo. Todo esto se puede aprender y aplicarlo fácilmente en uno mismo. Si no sabes cómo lograrlo, siempre puedes buscar la ayuda de un instructor que conozca estas herramientas, e incluso explorar por ti mismo buscando en internet tutoriales al respecto. Hoy en día hay tantas y tantas posibilidades para investigar y aprender, que quien no lo hace, es simplemente porque en realidad no quiere.

- **Controla y maneja los estímulos en la habitación.** En los seres humanos, y también en el reino animal, se presenta una particularidad que ha sido muy estudiada por la corriente psicológica llamada conductismo. Básicamente ésta establece que toda conducta humana o animal obedece a un estímulo que la genera y refuerza. Es decir, que un estímulo cualquiera, repetido en varias ocasiones, quedará vinculado a cierta conducta que se da como respuesta al mismo.

Nuestro sistema neurológico crea, pues, una asociación entre ese estímulo y dicha reacción o respuesta, a lo cual se le llama "condicionamiento". Esto sucede más allá de nuestro control o voluntad, aun cuando la gran mayoría de las personas ni siquiera es consciente de ello.

Aplicando esta idea en este contexto comprendemos la gran importancia de la siguiente recomendación: es necesario establecer una asociación entre la recámara —específicamente la cama— y el acto de dormir, delimitando las actividades que realizamos en ella; esto ayudará a eliminar los factores que condicionan la mente para el insomnio. Por ejemplo, si te pones a trabajar en la cama, a ver películas o noticias, a hablar por teléfono, etc., tu cerebro hace una asociación entre estar en la cama y realizar esas actividades que más tienen que ver con un estado de alerta y de vigilia que con uno de sueño y descanso. Para las personas que no padecen insomnio eso no importaría, pero para quienes sí lo padecen, por razones obvias ésta es una muy mala costumbre.

Así pues, usa la cama sólo para dormir y obviamente para las relaciones íntimas, pero no para otras actividades como las ya mencionadas.

- **Establece un horario cotidiano para acostarte y para levantarte.** Anteriormente hablé de los relojes biológicos, un tema muy conocido por casi todos. Seguir esta recomendación crea un reloj biológico, un condicionamiento como el explicado en párrafos anteriores, para que a determinada hora el cuerpo pida descanso, se sienta cansado y somnoliento, y se disponga para el sueño. Asimismo, es necesario crear este reloj biológico para despertar. Tal vez al principio no sea tan fácil, pero sin duda terminará estableciéndose ese condicionamiento, por la simple razón de que así funciona el cuerpo humano.

- **Examina y, de ser necesario, modifica el entorno en el cual duermes.** Esto implica revisar que los colores de la habitación sean relajantes en lugar de estimulantes. Está bien probado que los colores influyen en el estado de ánimo; hay que ser capaces de observarnos para conocer el tipo de emociones que cada color nos provoca. Si bien es cierto que hay generalidades en cuanto a este asunto, en mi opinión, es mejor que cada uno analice qué sensaciones y estados de ánimo le provoca cada color, porque lo que para alguno puede ser relajante y agradable, para otro puede ser chocante, deprimente o estimulante.

Otro aspecto importante es que tu habitación sea más bien minimalista que saturada de cosas; demasiados adornos u objetos producen un fuerte estímulo visual y la sensación de estar rodeado, casi atrapado, entre todo eso. Esa sensación de hacinamiento es un factor que alimenta la ansiedad y el estrés.

El nivel de ruido es otro factor determinante en el tema que nos ocupa. Cuida que sea el más bajo posible. Los sonidos propios de la noche son muy relajantes, pero hay personas que desafortunadamente cada noche son afectadas por sonidos estresantes como tráfico, compresores, aparatos, música, etcétera, que les dificultan la relajación y el descanso. Si es tu caso, haz todo lo que puedas para resolver o por lo menos mitigar dicha situación, ya que el estrés, la desesperación, la interrupción del sueño provocada por esos desagradables estímulos auditivos pueden traer a mediano o largo plazos consecuencias de la privación del sueño.

El nivel de oscuridad es otro factor que hay que tomar muy en cuenta para lograr el sueño profundo y el descanso que viene con él. Es bien sabido que el cerebro necesita de la oscuridad para producir melatonina, la hormona inductora del sueño. Ésta se encuentra tanto en seres humanos como en animales, plantas, bacterias y hongos, y participa en varios procesos neurofisiológicos, entre ellos el del sueño y la vigilia. La producción de melatonina por la glándula pineal —una pequeña estructura que forma parte del cerebro y se encuentra al nivel del entrecejo— está estrechamente determinada por los patrones de luz y oscuridad.

Resulta interesante que durante mucho tiempo se consideró que la melatonina sólo era producida en el cerebro, pero estudios recientes han demostrado que se puede también producir en otros tejidos, como retina, hígado, intestino, riñones, tiroides, timo, suprarrenales, ovarios y páncreas. Más adelante hablaremos de cómo podemos incrementar su producción de forma natural y sencilla, lo cual sin duda incidirá, entre otras cosas, en el combate al insomnio crónico.

- **La "intención paradójica".** Ésta es una herramienta terapéutica que consiste en que, en lugar de forzarte para quedarte dormido obligándote a ti mismo a conciliar el sueño —lo cual seguro no sucederá—, te das el permiso de no poder dormir, de mantenerte despierto y simplemente quedarte pasivo en la cama, despreocupado de si te quedarás dormido o no. Es sorprendente cómo darte el permiso de no poder dormir elimina o al menos disminuye la preocupación por no poder hacerlo, con el consecuente cambio del resultado.

  La intención paradójica es usada en psicoterapia en muchos casos de diferente índole. Cuando el terapeuta conoce bien esta herramienta y es capaz de identificar la forma más conveniente de prescribirla, se logran resultados sorprendentes. No hay que ser un experto para aplicarla en el tema del insomnio, se trata sólo de soltar la exigencia de quedarte dormido y permitirte no hacerlo... así de simple.

- **Higiene del sueño.** Esto implica cambiar hábitos y estilo de vida básicos que influyen en el insomnio, tales como fumar o beber demasiada cafeína en la tarde o noche, beber demasiado alcohol, no hacer ejercicio, comer de manera excesiva por la noche o un tipo de comida pesada, grasosa, difícil de digerir.

  Esta higiene del sueño también implica acciones como asegurarte de tener el colchón y las almohadas que te resulten realmente cómodos, y **algo muy importante, apagar los aparatos electrónicos antes de acostarse.** Éste es un factor tan relevante, y tan poco tomado en cuenta, que vale la pena analizarlo más de fondo.

Muchas personas deciden dormir con el celular, la tablet o cualquier aparato electrónico justo en su mesita de noche. Numerosos estudios demuestran el daño que puede causar la exposición excesiva a la radiación electromagnética que emanan estos aparatos.[1] Además de eso, tanto para los niños como

---

[1] Para un amplio análisis de estos estudios, y otros importantes aspectos sobre el uso de la tecnología, recomiendo mi libro *Tu hijo, tu espejo*, edición actualizada, en la que he agregado un capítulo llamado "Tecnología, un nuevo miembro en la familia".

para los adultos dormir con el celular al lado no sólo los expone a estar recibiendo esa radiación electromagnética durante toda la noche, sino que no les permite alcanzar un sueño profundo y reparador. Esto se debe a que estamos totalmente condicionados a que de ese aparato surgen mensajes, correos, etcétera; nuestro cerebro no alcanza los niveles de sueño profundo, sino que por ese condicionamiento nos quedamos en una especie de estado de "alerta", al pendiente de la recepción de un mensaje o un correo, aun cuando lo tengamos en silencio. Es como una constante sensación "tras bambalinas" de que, en cualquier momento, de ahí surgirá una sorpresa, porque cada mensaje o correo que entra lo es. ¿Quién será? ¿Qué me dirá?

¡Los celulares y tablets deben dormir fuera de la recámara! Deberíamos establecer un horario en la noche (por ejemplo, las 7, 8 o 9 p.m. según la edad de los hijos, y no más de las 10 para los adultos), a partir del cual los aparatos se dejan de usar, se apagan y se ponen fuera de la recámara en un lugar específicamente designado para ello. Y así todas las noches.

Hace poco conocí a una familia en la que la hija adolescente duerme con el celular sobre la cama, literalmente, a su lado, junto a su almohada. No es de extrañar que la chica esté presentando ansiedad y dificultad para concentrarse en la escuela. No entiendo por qué no se nos ocurre que ese tipo de hábitos en los hijos puede tener algo que ver con su estado de ánimo y con ciertos problemas de conducta. Además de la dependencia psicológica que establecen con el aparato, que no pueden soltarlo ni de noche, como si fuera una extensión de sí mismos pegada a su cuerpo.

Ante la recomendación de los expertos de dormir con el celular fuera de la recámara, muchas personas justifican que lo necesitan al lado porque lo usan como despertador; ¡mejor cómprate uno!, para que durante la noche puedas despegarte de ese aparato tan útil, pero potencialmente dañino si no lo sabemos manejar con disciplina y prudencia.

MEDICINA ALTERNATIVA PARA EL INSOMNIO

Para muchas personas, ésta resulta realmente eficaz y su efectividad ha sido bien comprobada a lo largo de cientos de años.

Tengo el gran honor de ser hermana de Margarita Chávez Martínez, reconocida nutrióloga y doctora naturista con una vasta experiencia y conocimiento de los tratamientos naturales a base plantas, hidroterapia y otros métodos para prácticamente toda clase de enfermedades. Ella me permitió presentarte los tratamientos naturales para el insomnio que propone en su más reciente libro titulado *La salud como camino: Medicina natural para cada enfermedad*. En él sintetiza de manera clara y sencilla los estudios científicos, las investigaciones más recientes y la sabiduría ancestral, con su profundo conocimiento de la medicina natural y de la nutrición vegetariana, con el fin de brindar respuestas a los numerosos problemas de salud y ofrecer valiosas alternativas para el tratamiento de padecimientos y enfermedades. Es autora de otros libros sobre estos temas y creadora de una línea de herbolaria y suplementos de altísima calidad cuidadosamente desarrollada, bajo el nombre de Margarita Naturalmente, todo lo cual puedes conocer en su sitio web www.margaritanaturalmente.com

Veamos a continuación cuáles son las propuestas naturales/alternativas que Margarita Chávez Martínez ofrece para remediar el problema del insomnio, tomadas de su libro mencionado:

La mala alimentación, y como consecuencia malas digestiones, da lugar a deficiencias de nutrimentos esenciales para conciliar el sueño. Una de ellas es la deficiencia de triptófano, un aminoácido esencial, el cual es responsable de liberar la serotonina que nos ayuda a dormir bien y tener un sueño profundo. Además de que podemos tomar un complemento nutricional de triptófano, consumir papas horneadas con su cáscara, semillas de girasol y semillas de calabaza tostadas nos brinda ese valioso aminoácido. También las vitaminas B y C son necesarias para la conversión de triptófano en serotonina, el neurotransmisor esencial para dormir bien.

DORMIR BIEN ES EL MÁS PODEROSO ELIXIR
DE VIDA

Según Matt Walker, científico del sueño, *dormir* es tu súper poder. Dormir bien es esencial para una saludable capacidad de aprendizaje. Hay que dormir antes y después del aprendizaje. Los estudios muestran que hay una disminución de 40% de la capacidad del cerebro para un nuevo aprendizaje si no hay sueño suficiente. Los estudios del doctor Walker concluyen que:

- La falta de sueño envejece a una persona *una década*.
- A más corto tu sueño, más corta tu vida.
- La falta de sueño afecta el sistema cardio-vascular.
- En los hombres, aquellos que duermen menos de 5 horas tienen testículos más pequeños y niveles más bajos de testosterona, en comparación con aquellos que duermen 7 horas.
- La falta de sueño afecta el sistema inmune. Una noche con menos de 4 horas de sueño disminuye la actividad de los linfocitos NK (células asesinas naturales) hasta en un 70%, y con esto aumenta la posibilidad de desarrollar muchos tipos de cáncer. Tanto así, que la OMS (Organización Mundial de la Salud) clasifica cualquier trabajo de turno nocturno como un probable cancerígeno.

- La falta de sueño erosiona el código genético ADN: 6 horas de sueño durante una semana modifican negativamente 711 genes. La mitad se activó y la otra mitad se desactivó.
- Los que se activaron son los asociados con la promoción del desarrollo de tumores, inflamación crónica, estrés y enfermedades cadiovasculares.
- Los que se desactivaron, la otra mitad, son los relacionados con la función inmune.

AYUDA A DORMIR BIEN, dice el doctor Walker:

- Regularidad en los horarios y en los hábitos del sueño.
- Mantener fresca la habitación. 18° es lo óptimo. Al dormir, baja la temperatura corporal de 2 a 3 grados.

DORMIR DEL LADO IZQUIERDO BENEFICIA
A TU SALUD

Las medicinas orientales de la India, China, Tíbet y Tailandia recomiendan esto, como parte de los preceptos para los monjes, por las siguientes razones:

- El páncreas funciona mejor, segregando sus enzimas y regulando el metabolismo.
- Ayuda al organismo a drenar el sistema linfático, que justamente se encuentra de nuestro lado izquierdo.
- Hay una mejor oxigenación del cerebro.
- El corazón bombea la sangre con más suavidad hacia la aorta, que se dirige hacia el lado derecho del mismo.
- Mejora la digestión. Después de comer, recostarse 10 minutos del lado izquierdo ayuda a una buena digestión, ya que las enzimas del páncreas se segregan adecuadamente.
- El intestino delgado desecha con más facilidad toxinas hacia el intestino grueso y el colon descendente.
- Te sentirás con energía después de comer.

- Despertarás más despejado por la mañana.

La leche dorada [...], además de ser muy nutriti-va, beneficia de especial manera al sistema nervioso y nos ayuda a relajarnos, y en este caso a conciliar un buen sueño.

Esta bebida, además de deliciosa, aporta mu-chos beneficios para el cerebro y el sistema nervio-so. Se prepara como sigue:

En una cacerola vierte 2 tazas de leche de coco y diluye en ella una cucharadita de polvo de cúrcuma y una pizca de pimienta negra. Agre-ga un centímetro de jengibre finamente pica-do y coloca esto a fuego lento. Cuando esté bien caliente, pero antes de que hierva, retírala del fuego y agrega miel al gusto y una o dos cucharadas de aceite de coco orgánico. Déjala reposar tapada, durante 15 minutos y ya está lista.

Todos los ingredientes de la leche dorada son esenciales para la salud del cerebro y sis-tema nervioso. Se puede tomar cuantas veces se desee.

TRATAMIENTOS CONTRA EL INSOMNIO, SEGÚN LA MEDICINA AYURVEDA

Según la medicina Ayurveda existen tres tipos de *doshas*, es decir, temperamentos, humores o principios metabólicos.

Estos *doshas* son: *vata*, *pitta* y *kapha*. Según el *dosha* de cada persona, su insomnio presenta diferentes características. De acuerdo con esta filosofía, es importante considerar la personalidad de cada individuo para asignar un tratamiento más efectivo contra el insomnio.

Si tienes dificultad para conciliar el sueño (*vata*)

- Vete a dormir antes de las 10 p.m. En el invierno, aún más temprano.
- Frota y da masaje con aceite de oliva tibio en tu cabeza y pies justo antes de dormir, para calmar la mente hiperactiva.
- Evita la cafeína, alimentos crudos, galletas saladas, cereales con leche fría.
- Evita ver televisión, conversaciones telefónicas y ejercicio después de las 9 p.m.

- Elige actividades tranquilas y relajantes para la tarde, como leer, iluminar, tejer, doblar ropa, lavar trastes o tareas sencillas.

Si te despiertas entre las 2 y las 4 de la mañana (*pitta*)

- Evita usar la computadora por la noche.
- Organiza una lista de pendientes para el día siguiente, para que tu mente esté serena antes de dormir.
- Evita discusiones y conversaciones estresantes por la noche.
- Realiza una caminata por la tarde-noche para aclarar tu mente y relajar tu cuerpo.
- Evita alimentos condimentados y fritos por la noche.
- Come una pera jugosa diariamente para equilibrar *pitta dosha*.
- Toma medio vaso de leche tibia de soya, almendras o coco orgánicos, con un poco de miel de abeja, agave o maple, antes de dormir.
- Masajea tu cabeza y pies con aceite de coco, antes de dormir.

Si te sientes exhausto por la mañana, a pesar de haber dormido bien (*kapha*)

- Cena una sopa ligera con galletas de soya integrales o vegetales al vapor.
- Utiliza en tus alimentos especias que estimulen la digestión como jengibre, comino y pimienta negra.
- Evita en la cena carnes, queso, papas y postres pesados, ya que tienden a saturar los tejidos promoviendo el roncar, apnea, rigidez y letargo por la mañana.
- Esfuérzate por levantarte antes de las 6 a.m.
- Haz ejercicio diariamente, de preferencia por la mañana, durante el ciclo *kapha*, que es entre las 6 y las 10 a.m.

NERVIOS

Los problemas nerviosos deben tratarse desde el ángulo nutricional, emocional y psicológico.

El estreñimiento, las malas digestiones, el insomnio, la mala y deficiente alimentación alteran el sistema nervioso. No me cansaré de comentar que en cada padecimiento hay que analizarnos y buscar el origen y la causa del mismo, para poder irnos a la raíz, trabajarla y así resolver el problema desde su esencia.

Es indispensable decir *no* a los productos fritos, refinados, procesados, industrializados, comida rápida y los productos chatarra. Evitar también el azúcar refinada, que altera mucho el sistema nervioso. En su lugar se recomienda utilizar mascabado, miel de abeja o de agave y la melaza, estevia también. El uso de medicamentos químicos, drogas, alcohol, tabaco, anticonceptivos químicos y el estrés destruyen las vitaminas B, cuya deficiencia altera el sistema nervioso y ocasiona irritabilidad, olvidos, cansancio, insomnio, anemia, fatiga, falta de apetito, etcétera.

Recomiendo los siguientes alimentos para tu cerebro y sistema nervioso:

Alimentos y sustancias para relajarse
Nutrición para el cerebro:

1) *Nueces de la India.* Una de las fuentes más ricas de triptófano, precursor de la serotonina, y neurotransmisor para sentirse bien. Dos

puños de éstas proveen muchos nutrimentos y el equivalente a los efectos de una dosis terapéutica de Prozac, para levantar el ánimo y sin efectos secundarios, como sucede con los medicamentos químicos.

2) *Moras azules.* Se consideran un súper alimento, ricas en nutrientes y antioxidantes, especialmente benéficas para combatir el estrés.

3) *Duraznos.* Tienen un sedante natural.

4) *Lechugas.* Contienen lactucarium, ese líquido blanco que sale cuando la cortas, rico en sedantes naturales similares al opio, que influirán positivamente relajando tu cerebro, pero sin efectos secundarios.

5) *Almendras.* Son ricas en zinc, mineral esencial para un estado de ánimo equilibrado. Además de hierro y los omega 3, que son aceites esenciales para la salud cerebral. Niveles bajos de hierro ocasionan fatiga cerebral, que contribuye a la ansiedad y debilidad.

6) *Chocolate amargo, cacao.* Es un tónico que estimula la función del sistema nervioso y es un excelente auxiliar en la depresión, agotamiento, tristeza, irritabilidad, gracias a su

contenido de feniletilamina, teobromina y teofilina. El cacao también contiene el aminoácido triptófano, que favorece la formación de dopamina y serotonina, neurotransmisores que inducen una señal nerviosa que está relacionada con la sensación de placer, felicidad y alegría. Se considera el alimento más rico en fitonutrientes, incluyendo magnesio y hierro para combatir estrés y ansiedad. También es un estimulante natural de energía.

7) *Agua y especialmente agua alcalina.* Aquí entra también la recomendación del suero natural. La deshidratación causa ansiedad, muerte celular, mente nublada, mala digestión, etcétera.

8) *Pasiflora, toronjil, tila, azahares, tumbavaquero, valeriana, melisa.* Son plantas medicinales que ayudan al tratamiento natural del insomnio, ansiedad, tensión, cefalea nerviosa, estrés, hiperactividad y trastornos nerviosos en general y sin causar somnolencia, ni adicción, ni efectos secundarios. Nuestra Pasiflora Compuesta de Margarita Naturalmente ofrece estos beneficios.

9) *El hipericum*. Es una planta muy útil en el tratamiento del insomnio, nerviosismo, ansiedad, melancolía. Es el antidepresivo natural por excelencia. También encuentra el hipericum en nuestra fórmula de herbolaria, con ese nombre.

10) *Complejo B*. Todas las vitaminas de este complejo son esenciales para la salud del sistema nervioso. Indispensables también para lograr un sueño profundo y reparador, para la producción de energía en el organismo. La fórmula de Complejo B-100 de Margarita Naturalmente contiene además jalea real y ginseng, los cuales incrementan los beneficios de las vitaminas B.

11) *La lecitina*. Es también indispensable, pues junto con las vitaminas B, forma la mielina, sustancia que recubre los nervios. Es algo similar a los cables de luz que deben tener su cubierta protectora para no chocar uno con otro y crear corto circuito. Sucede igualmente en nuestros conductos nerviosos; cuando hay deficiencia de mielina, los nervios están expuestos, y al entrar en contacto uno con

otro sentimos una descarga eléctrica muy desagradable y puede ser hasta dolorosa, en nuestro cuello, cara y cabeza.

12) *El cloruro de magnesio.* Es esencial para la generación de neurotransmisores y la salud de nuestro sistema nervioso. Para relajarnos física y emocionalmente. Dormir bien y tener un sueño profundo. Mejora la condición nerviosa y el estrés, aumenta la energía. La mejor manera de utilizar y absorber el magnesio es a través del aceite de cloruro de magnesio aplicado en la piel. Cuando se toma por vía oral sólo se aprovecha una parte de él, pues pasa por todo el proceso digestivo y los jugos gástricos y todo esto limita la calidad y cantidad de aprovechamiento, y tarda un tiempo en asimilarlo. En cambio, cuando aplicas el aceite en tu piel, en máximo 20 minutos tu cuerpo ha absorbido y utilizado ese magnesio.

Ocho maneras efectivas de reducir el estrés

1) Guía tu imaginación por un tiempo posible a un lugar placentero; esto equivaldría a una "minivacación mental".

2) Concéntrate en un objeto por un momento. Esto permite a la mente descansar en el presente.

3) Realiza esta postura relajante: Acostado sobre el piso, con los pies o las piernas hasta las rodillas, sobre una silla, quédate allí durante 10 o 15 minutos. Esta postura equilibra el sistema nervioso, además de que en corto tiempo te brinda un gran descanso.

4) Pon atención en tu cuerpo y detecta las áreas de músculos tensos. Ve relajándolos poco a poco, en unos minutos podrás sentirte mucho mejor.

5) Haz una respiración profunda y concéntrate en ella; si tu mente divaga, vuelve a traerla a la respiración, hacia tu interior. Te vas a sorprender del poder calmante y relajante de la respiración.

6) Toma una buena fórmula de complejo B, son vitaminas esenciales para la nutrición y salud del sistema nervioso.

7) Una tizana de una o varias de las siguientes plantas es muy recomendable: valeriana, pasiflora, azahares, toronjil, tumbavaquero, tila.

8) *Haz* ejercicio. Por lo menos una caminata de 20 a 30 minutos diariamente y aprovecha este tiempo para hacer respiraciones profundas, obtendrás triple beneficio, ejercicio, relajación y oxigenación.

TERAPIA ALIMENTICIA

- Toma jugos de verduras y come ensaladas verdes, que son ricas en clorofila, y lo verde es un gran calmante del sistema nervioso.

- Toma un vaso de jugo de 4 zanahorias, 1 manzana y 6 hojas de lechuga orejona, de preferencia en el extractor, aunque también lo puedes licuar. Tómalo una o dos horas antes de dormir.

- Licúa en un vaso de agua de 4 a 6 hojas de lechuga orejona. Agrega limón y miel al gusto y tómalo por lo menos una hora antes de dormir. Esta lechuga contiene lactucarium, un sedante natural, similar al opio, que te ayuda a dormir y relajarte, sin efectos secundarios. También podrías cenar una buena ensalada de lechuga y jitomate con aceite de oliva.

- El tónico cerebral (uno de sus productos en línea), además de muy nutritivo y sabroso, aporta muchos beneficios en los problemas del sistema nervioso.
- Te recomiendo tomar también la leche dorada antes mencionada.

Bioterapias complementarias

Elegir una o varias de las siguientes opciones:

- Baño de asiento o genital una vez al día, durante 15 minutos.
- Aplicar una compresa dorsal es sumamente benéfico en este tratamiento.
- Poner una compresa fría o cataplasma de barro sobre el vientre para dormir.

- Baño de tina tibio, con un cocimiento de hojas de lechuga orejona, una hora antes de dormir, si hay insomnio. Esto también es muy recomendable para los bebés que no duermen bien.

- Hacer ejercicio al aire libre, buscando zonas donde el aire sea más puro.

- Caminar descalzo sobre la tierra o el pasto verde, de preferencia temprano, cuando el pasto está húmedo de rocío. Es un calmante excelente del sistema nervioso, además de que el organismo se carga del magnetismo y energía de la tierra.

- Baño de sol. El sol es un tónico del sistema nervioso.

- Si hay facilidad de ir a la playa, enterrarse en la arena, durante media hora, y alternar con baños de agua de mar. Repetir el procedimiento dos veces al día.

- Dormir temprano, pues el sueño antes de las 12 de la noche es más reparador.

- Evitar el trabajo mental y físico excesivo, así como preocupaciones y tensiones.

- Practicar relajación, meditación o yoga. Respiraciones profundas.

- Cepillado de la piel, seguido de frotación con agua fría, es excelente para el sistema nervioso.

- La terapia con flores de Bach cuenta con fórmulas muy específicas para el estrés, ansiedad, nerviosismo, depresión e insomnio, que funcionan de maravilla.

COMPLEMENTOS NUTRICIONALES

- Complejo B: 1 cápsula con el desayuno
- Lecitina: 2 cápsulas con el desayuno y 2 con la comida
- Vitamina C: 1 gramo, 3 veces al día, con los alimentos
- Levadura de cerveza: 1 cucharada, 2 veces al día, con jugo al gusto
- Alfalfa: 4 tabletas, 3 veces al día

COMPLEMENTOS NUTRICIONALES DE "MARGARITA NATURALMENTE"

- Complejo B-100: 1 cápsula con la comida principal

- Levadura de cerveza: 1 cucharada con jugo, por la mañana
- Lecitina: 2 cápsulas, 3 veces al día, con los alimentos
- Súper C Natural: 1 tableta, 3 veces al día, con los alimentos
- Linaza canadiense: 1 cucharada con jugo o agua, 1 o 2 veces al día
- Curcumina: 2 cápsulas, 3 veces al día, con los alimentos
- Moringa: 2 cápsulas, 3 veces al día, con los alimentos
- Espirela: 2 cápsulas, 3 veces al día, con los alimentos
- Aceite de cloruro de magnesio: aplicarlo sobre todo el cuerpo mañana y noche

Herbolaria

- Anís, comino, raíz de angélica, cilantro y salvia, si hay depresión nerviosa
- Hojas de naranjo, flor de azahar y tila, si hay irritabilidad

- En ambas combinaciones, la mezcla se compone de partes iguales
- La esencia de lavanda también ayuda a relajarse y a dormir bien

Herbolaria con productos de "Margarita Naturalmente"

- Pasiflora compuesta: si hay ansiedad, insomnio, angustia, 20 gotas en agua, 3 veces al día
- Hipericum: si hay depresión, 20 gotas en agua, 3 veces al día
- Yoloxóchitl compuesto: si hay arritmia, angustia, ansiedad, 20 gotas en agua, 3 veces al día
  También si lo requieres, puedes tomar las 3 fórmulas anteriores juntas en medio vaso de agua, antes de los alimentos
- Tónico de Nervios de Margarita Naturalmente: 1 cucharada, cada 2 horas

Después de esta completa y clara presentación de las alternativas naturales para combatir el insomnio, el estrés y la ansiedad que lo propician, sólo queda tener la voluntad y la disposición para llevar a cabo estas recomendaciones que están más que probadas por muchos. Si te interesa conocer más profundamente los tratamientos naturales, te recomiendo explorar la página web de Margarita Chávez Martínez: www.margaritanaturalmente.com

En párrafos anteriores, Margarita menciona la medicina Ayurveda y los tres tipos de *doshas* o humores que ésta contempla, así como la importancia de que los tratamientos sean congruentes con cada uno de ellos.

Porque lo considero realmente interesante e importante, ahondaré un poco más en la medicina Ayurveda. Ésta, más que una filosofía, es un completo y profundo sistema de medicina tradicional, cuyos beneficios han sido comprobados durante siglos, y sus métodos no tienen temporalidad. Se basa en la premisa de que la salud no es sólo un estado del cuerpo, sino una coordinación armoniosa del alma, la mente, los sentidos y el cuerpo, con la totalidad de la naturaleza y el cosmos; considera que todo está interconectado, de tal forma que el desequilibrio en un área repercute en todas las demás.

La medicina Ayurveda toma muy en cuenta a la persona para definir el tratamiento necesario, el cual incluye tipos de alimentos, de métodos terapéuticos y actividades que, en conjunto, llevarán al enfermo a recobrar la salud; es decir, el equilibrio.

La enfermedad, la salud y la curación no son iguales para todas las personas. Se debe conocer al enfermo en términos de su personalidad, su naturaleza individual, el lugar donde ha crecido y vive, así como su constitución ayurvédica. Con base en todo ello se conocerá el origen del desequilibrio que ha generado la enfermedad, así como la prescripción de sus tratamientos.

Cuando hay desequilibrio, éste se manifiesta en el área emocional como una sensación de desarmonía, de "no estar bien"; y en el nivel físico, como la aparición de enfermedades en grado leve o grave. Desde la perspectiva de la medicina Ayurveda se echará mano de una variedad de recursos con el objetivo de restablecer el equilibrio natural en todas las áreas: física, mental y espiritual, lo cual es sinónimo y signo de salud.

Esta individualidad, en la forma en que cada uno manifestamos la enfermedad y nuestro camino óptimo de curación, está fuertemente caracterizada por los tres tipos de *doshas* o humores mencionados anteriormente, los cuales comprenderemos mejor a continuación.

Dosha vata

Estas personas tienen facilidad para perder peso, lo que incide en que su complexión sea delgada; su piel es clara, muy sensible y tiende a ser áspera y reseca, igualmente su cabello. Sus venas son muy marcadas y visibles. Tienden a presentar ansiedad y otros trastornos del sistema nervioso.

Dosha pitta

Las personas *dosha pitta* tienen una estructura ósea mediana y un metabolismo acelerado que las lleva a ganar peso y a perderlo fácilmente. Sus venas son traslúcidas y su piel sensible tendiendo a grasosa. Su cabello es fino, tienden a estresarse fácilmente y a presentar problemas gastrointestinales.

Dosha kapha

En las personas en las que predomina este *dosha* se presenta una tendencia a aumentar de peso con facilidad, son físicamente fuertes y de complexión grande. Su cabello es grueso y grasoso y su piel también.

Son de carácter sereno, lo que las lleva a estresarse poco y a ser capaces de mantenerse calmadas ante situaciones que para otros pueden ser fuente de ansiedad.

En realidad, no se trata de que una persona tenga un *dosha* único y puro, sino que todos llevamos dentro la energía de los tres en diferente proporción, por lo que hay uno o dos que predominan. Y la forma en que cada uno manifestamos dichas energías es única e irrepetible.

Es interesante comprender que nacemos con un *dosha*, pero por lo general a lo largo de la vida, según la forma en que nos alimentamos, los hábitos que adquirimos, las experiencias y vivencias que tenemos, se produce un cambio del *dosha* original, de manera que, si nacimos con un *dosha kapha*, puede ser que en la edad adulta el que predomina sea *pitta* o *vata*.

En este punto, y por todas las razones expresadas con anterioridad, me parece importante que conozcas cuál es tu *dosha*. Para ello, a continuación te ofrezco algunas ligas donde puedes consultar más detalles sobre este tema, e incluso encontrar un test

que te facilite identificar cuál es tu *dosha* y obtener
todos los beneficios que este conocimiento te aporta, no sólo en el tema del insomnio, sino en todas
las áreas de tu vida:

https://indiaveda.com/p/test-de-doshas
https://lavillaromatica.com/test-ayurveda/
https://wanderlust.com/es/journal/test-cual-es-
tu-dosha-ayurvedico/
https://librerishi.wordpress.com/herramientas/
ayurveda-test/

PROPUESTAS PARA TRATAR EL INSOMNIO DE TIPO PSICOLÓGICO

Terapia cognitivo conductual
Este tipo de terapia ha probado ser muy eficaz en
el tratamiento del insomnio. Si bien es aplicable a
toda clase de problemáticas psicológicas, aquí la en-
focaré al tema que en este libro nos ocupa.

La terapia cognitivo conductual (TCC) consiste
en estructurar un programa específico para cada
paciente, con el fin de ayudarle a analizar e identificar los pensamientos y conductas que generan,

perpetúan o empeoran su problemática y, en este caso, su insomnio. Una vez identificado esto, se trabajará en reemplazar dichos pensamientos y conductas.

Para lograr esa identificación existe el llamado Modelo de las 3P, que ha demostrado ser de suma utilidad. Consiste en analizar y comprender tres factores que tienen gran relación con el insomnio: el predisponente, el precipitante y el perpetuante. Revisemos cada uno de ellos:

El factor predisponente
Se refiere a las características individuales que pertenecen a cada persona, como las predisposiciones genéticas, la sensibilidad emocional, el tipo de temperamento, que pueden influir significativamente para una mayor vulnerabilidad al insomnio.

El factor precipitante
Hay una infinidad de situaciones que están fuera de nuestro control; la vida está plagada de ellas y es inevitable que sucedan: las pérdidas de seres queridos, del empleo, de la salud; los problemas económicos, los conflictos familiares, etc., caben dentro de

esta categoría. Son precipitantes porque justamente desencadenan la aparición del insomnio. Cuando éste es producto de dichas situaciones, lo consideraríamos agudo, o sea que dura un tiempo, hasta que la cuestión se resuelve o la persona logra superar el duelo por su pérdida.

EL FACTOR PERPETUANTE

El insomnio agudo puede convertirse en crónico debido a este tipo de factor. Se refiere a las creencias, actitudes, conductas y sentimientos que la persona ha desarrollado, debido a la constante experiencia de insomnio, y que conducen a que éste se refuerce y se afiance.

Veamos un ejemplo para dejar bien claros estos conceptos.

Malena, la chica de la cual hablé en el apartado "La obediencia a los decretos de los padres" del capítulo 3, tiene un temperamento un tanto hiperactivo y ansioso, como su mamá (factor predisponente). Comenzó a tener dificultades para dormir, cuando se inscribió en una carrera técnica que agregó a su vida, ya de por sí ocupada, entre sus múltiples proyectos personales y las necesidades de apoyar a la familia y cooperar en casa (factor precipitante). Posteriormente todas las creencias y actitudes de su mamá con respecto a dormir, como una pérdida de tiempo, fueron introyectadas por Malena, reforzando su insomnio (factor perpetuante).

En este caso tuvimos que trabajar en modificar esas creencias y decretos respecto al acto de dormir y en los sentimientos de culpa que se despertaban en Malena al hacerlo, como si traicionara a su mamá al decidir ver el sueño y muchas cosas de la vida de manera diferente a ella.

En otro caso, un paciente de cuarenta y tantos, llamémosle Juan, tenía un hermano gemelo, el cual una noche, mientras dormía, tuvo un infarto que le provocó la muerte en unos cuantos minutos. Juan sabía que los hermanos, y no se diga los gemelos, pueden heredar una predisposición a ciertas enfermedades cardiacas o de otro tipo (factor predisponente).

Tras la muerte de su hermano, obviamente mi paciente entró en un proceso de duelo que le arrebató el sueño de la noche a la mañana (factor precipitante). Luego comenzó a tener un gran miedo de irse a dormir, porque estaba convencido de que le podría pasar lo mismo que a su hermano. Esta convicción estaba sustentada en toda clase de definiciones, estudios científicos, mitos, creencias, respecto a la gran identificación y similitudes que existen entre los hermanos gemelos (factor perpetuante). Hubo que trabajar mucho en ayudarle a ver otras perspectivas de la situación y otras formas de interpretar todo lo que había en su mente, para darles la dimensión correcta a las cosas, lograr aquietar su mente y así modificar su miedo a ir a dormir.

Es bien sabido que la forma en que interpretamos algo determina en gran medida nuestros sentimientos al respecto y, como consecuencia, nuestras conductas relacionadas a ese asunto.

Personalmente, ante una situación que me causa estrés o cualquier tipo de desasosiego emocional, me resulta muy conveniente y útil preguntarme: ¿de qué otras formas puedo interpretar esto? ¿De qué otra manera lo puedo ver? Lo he manejado también incontables veces con pacientes y me parece impresionante cómo esto ayuda a cambiar la percepción y los sentimientos de la situación, sea la que fuere, que nos desequilibra emocionalmente.

Terapia de ordalía

La Real Academia Española define la "ordalía" como: "Prueba ritual usada en la Europa medieval y en ciertas sociedades para averiguar la culpabilidad o inocencia de una persona acusada, y una de cuyas formas es el juicio de Dios".

En el contexto de la psicoterapia, la "ordalía" se refiere a una estrategia terapéutica que por lo general da resultados sorprendentes. En su interesante libro *Terapia de ordalía, caminos inusuales para modificar la conducta,* Jay Haley la describe en detalle y presenta una buena cantidad de casos en los cuales dicha estrategia ha demostrado su efectividad. Hace años, cuando yo estudiaba la especialidad en psicoterapia familiar sistémica, leer este libro me abrió un fascinante panorama que me permitió ver "más allá" de las problemáticas que los pacientes presentan y comprender que hay muchos caminos —algunos de ellos tan inusuales como las ordalías— para apoyar a la persona a salir de un síntoma disfuncional.

La ordalía trata, dice Haley, "de los dilemas absurdos en que suelen encontrarse las personas y de las soluciones no menos absurdas que en terapia se les proponen".

Esta estrategia consiste en "castigar" el síntoma o conducta problemática que el paciente está presentado, de manera que tenerlo resulta peor que no tenerlo. Para que sea efectiva, se requieren ciertas condiciones que a continuación refiero:

- El paciente debe ser una persona con capacidad de comprometerse y de cumplir su palabra.
- Debe haberse establecido previamente un excelente *rapport*, que significa un fuerte lazo de confianza del paciente hacia el terapeuta.
- El paciente debe comprometerse a cumplir la prescripción que el terapeuta le propondrá, aun antes de saber en qué consiste; es por ello que el lazo de confianza debe estar establecido desde antes y ser sólido y profundo.
- Se echará mano de toda la información que se tenga sobre el paciente para diseñar la ordalía con base en las situaciones, intereses, cosas, actividades y toda clase de cuestiones que le sean significativas.

Si bien la ordalía se aplica en cualquier tipo de síntomas y problemáticas, aquí te mostraré un par de ejemplos de esta estrategia que yo he aplicado en casos de insomnio.

Veamos…

Esta paciente era una joven monja con una férrea integridad y capacidad de compromiso. Presentaba mucha dificultad para conciliar el sueño, y luego, si el deseo de ir al baño o cualquier otro estímulo la despertaba, podían pasar horas para que lo retomara.

Desesperada como estaba, y con una gran confianza en mí, le propuse lo siguiente:

—¿Estás dispuesta a hacer lo que sea para poder dormir?

Su respuesta fue un sí rotundo y absoluto. Entonces continué:

—¿Tú confías en mí?

—¡Totalmente! —me respondió.

—Entonces sabes que no haría nada para dañarte y que tengo un genuino interés en apoyarte a resolver este asunto, ¿verdad?

Ella asentía no sólo con la cabeza, sino con todo el cuerpo.

—Muy bien, aprecio mucho esa confianza que me tienes. Es necesario que hagas un compromiso conmigo, aun antes de que te explique de qué se trata ese compromiso. ¿Estás de acuerdo?

Soltó una risita nerviosa, como confundida, como que no estaba segura de si yo estaba bromeando o hablando en serio. Después de unos segundos se dio cuenta de que, en efecto, esto era en serio.

Me dijo que sí estaba dispuesta a aceptar ese compromiso, aun ignorando a lo que se estaba comprometiendo.

Yo, en otra sesión, me había dado cuenta de que odiaba planchar ropa, porque me había mencionado que, en el convento, cuando le tocaba esa labor, le costaba muchísimo trabajo aceptarla y realizarla.

Entonces eso es lo que usé para mi ordalía. Le dije:

—Cada noche, cuando te metas en la cama, vas a ver la hora exacta. Si 20 minutos después no te has dormido, te vas a levantar a planchar ropa por media hora. Después vuelves a la cama y ves la hora exacta. Si pasan 20 minutos y no te has dormido, te tienes que levantar a planchar de nuevo, por otra media hora, y así sucesivamente. Si te levantas al baño, o despiertas por cualquier razón, al volver a la cama miras la hora, y si a los 20 minutos no te has dormido, ¡a planchar! Y si se te acaba la ropa, planchas la misma de nuevo.

Ella me miraba con los ojos más abiertos que he visto en mi vida y dijo:

—¡Qué horror!, ¡lo que más odio es planchar ropa! —lo cual yo ya sabía, y le dije:

—Es muy fácil, si no quieres hacerlo, te tienes que dormir… Así de simple.

Terminamos esa sesión y ella se fue con semejante compromiso a cuestas. En su consulta de la semana siguiente llegó sonriente y alegre, y con la algarabía de una campanita me contó que la primera noche tuvo que planchar cuatro veces, la segunda noche sólo en dos ocasiones, y después de ésa estaba durmiendo "de corridito". Y ¡la vida le había cambiado! Porque estaba descansada y enfocada durante el día.

Le dije que ese compromiso no caducaría y que estaría activo siempre. Es decir, si volvía a presentar insomnio, tendría que seguir planchando como yo se lo había prescrito… Y lo aceptó…

Otro caso es el de un hombre de cincuenta y tantos, a quien yo había notado que le costaba mucho soltar el dinero. Eso saltaba a la vista en cantidad de historias de su vida familiar que me contaba, tales como la forma en que daba dinero para la manutención de la casa "a cuentagotas" y la manera en que se lo pichicateaba a su esposa e hijos cuando le pedían algo. También en el hecho de que en un par de ocasiones me pidió "descuento" en su terapia.

Yo estoy dispuesta a hacerlo cuando veo que de verdad el paciente lo necesita, e incluso a usar el pago con "trueque", que me parece maravilloso y creo que deberíamos utilizarlo más. Por ejemplo, alguien me pagaba su terapia apoyándome en las inscripciones y atención a alumnos de mis cursos, sacando las fotocopias, etcétera; alguien más, cocinándome dos veces por semana (yo pagaba los ingredientes, por supuesto), y otra pareja me pagaba con deliciosos quesos, crema, jocoque, cajeta, mermeladas, que ellos producían.

En el caso de este paciente, mi respuesta a sus peticiones de descuento siempre fue NO, porque yo sabía que no se trataba de que no pudiera pagar, sino de que no le gustaba hacerlo. Lo que gastaba en sí mismo y en la vida lo confirmaban. Yo le dije que podía buscar a un terapeuta que cobrara lo que él quería pagar, pero no le gustó la idea.

Es que una cosa es no tener dinero y otra muy diferente es no querer pagar, y a ese juego yo no le entro.

Pues bien, la ordalía que le prescribí tenía que ver con "don dinero", que él apreciaba y trataba de retener por sobre todas las cosas.

Habiendo preparado el terreno con el asunto de la confianza y de pedirle comprometerse aun antes de saber de qué se trataba, le presenté la prescripción:

Si no se quedaba dormido durante la media hora siguiente después de acostarse, le debería dar a su esposa 200 pesos, y así cada vez que despertara durante la noche y no conciliara el sueño en los siguientes 30 minutos. No era tanto, pero para él era mucho, y juntando lo de cada noche, se volvía una cantidad significativa. Debido a que, como ya te comenté, él era muy avaro con su esposa y le contaba el dinero que le daba, aunado a condiciones, restricciones y reclamos, este "castigo" por no dormir representaría mucho para él, de manera que, con tal de no tenerle que dar dinero a su esposa, mejor se dormía.

Las ordalías generalmente no funcionan con personas que no tienen palabra ni capacidad de cumplir compromisos, pero con las que sí, proporcionan efectivos resultados.

Si tú eres de esas personas que cumplen su palabra, puedes autoprescribirte una ordalía si así lo deseas. Para ello has de manifestarle ese compromiso a algún familiar o amigo que estará enterado y "vigilará" que lo cumplas. Buscarás algo que en verdad te moleste, te cueste trabajo, te sea sumamente significativo, tal como te ha quedado claro con los ejemplos que he presentado.

Es muy importante que no pasemos por alto el hecho de que esto no funciona en todos los casos de insomnio, ya que, como he explicado a lo largo del libro, algunos requieren de un proceso terapéutico más profundo, o tienen raíces orgánicas debido a desequilibrios en la química del cerebro y ameritan atención médica.

Aunque las herramientas presentadas funcionan, nada puede sustituir la atención psicológica y médica llevada por un profesional, lo cual aumentará significativamente las probabilidades de resolver de fondo el problema.

Soluciones "caseras", pero efectivas, para el insomnio

Hay un tema de la vida que siempre me ha llamado la atención. Es el hecho de que, por la desesperación y la necesidad de encontrar soluciones y respuestas, las personas somos capaces de echar a andar un sinfín de recursos, tanto externos como internos, con el fin de encontrarlas. A veces porque investigamos al respecto, a veces porque escuchamos las experiencias de otros, a veces porque las inventamos, y en ocasiones por pura intuición encontramos esas soluciones. Pueden no tener ninguna lógica ni base científica, pero la experiencia de la vida las confirma y reconfirma.

En mi opinión, la experiencia de vida es tan valiosa como cualquier otra línea de conocimiento, y a veces aún más, porque conlleva la confirmación "en la vida real" de un determinado asunto. Hay una variedad de cosas que, aunque la experiencia de vida las confirma, no se pueden demostrar científicamente. No por ello son falsas. Cuando alguien discute que cierta cuestión no se puede demostrar

científicamente y por lo tanto no es verdadera ni
válida me gusta hacer este análisis:

"¿Amas a tus hijos?"

"¡Claro que los amo!", es la respuesta automática.

"A ver, demuéstrame científicamente que
los amas y, si no puedes hacerlo, entonces no es
verdad", respondo yo.

A veces, aferrada la persona a su postura, rebate
con comentarios como éstos:

"Llevo a cabo muchas acciones y a veces
sacrificios y renuncias para cuidarlos y apoyarlos."

"Eso sólo significa que cumples tus responsabilidades como padre/madre, pero no comprueba que los amas", respondo.

"Los abrazo, los beso y les muestro mi ca-
riño."

"Eso significa solamente que realizas esos
actos, pero no garantiza ni comprueba que los
amas", insisto.

"Cuando los veo y estoy cerca de ellos siento que mi corazón se expande de ternura y de amor."

"Y seguro que también tus pupilas se dilatan y bajan tus niveles de cortisol, la hormona del estrés, y tu cerebro produce endorfinas y oxitocina, y sin duda aumentan tus niveles de dopamina y serotonina, todos ellos encargados de inducir estados de bienestar. Aunado a esto, seguro se producen muchas otras reacciones químicas en tu organismo, las cuales son sólo eso, reacciones químicas que podemos interpretar como amor, pero ¿científicamente demuestran que los amas? ¡No!"

Y así... a veces más y a veces menos, nos enganchamos en una cadena de argumentos hasta reconocer que, en realidad, el amor no se puede demostrar científicamente. ¿Y por ello es mentira? ¡No lo es en absoluto!

Siendo honesta yo disfruto estos debates, porque me parece importantísimo que tomemos conciencia de que muchas cosas, muchísimas, no pueden ser demostradas científicamente. Y quienes sólo aceptan y validan aquello que sí se puede demostrar se pierden de la mitad (quizá más) de las maravillas de la vida.

Habiendo dicho esto, comprendemos cómo, en virtud de la experiencia de vida, vamos creando una suerte de "mitos", "remedios caseros", "mañas" ante un sinfín de situaciones, y la mayoría son efectivos, aun cuando a veces suenen absurdos, ilógicos y en ocasiones hasta ridículos, y por supuesto cero científicos... ¿O quizá lo son? Pero cuando algo funciona para solucionar algo, qué importa si es de naturaleza empírica o científica, lo importante es que aporta una solución y con ella el alivio que ésta trae consigo.

El asunto del insomnio también está rodeado de estos mitos, remedios caseros y mañas que la experiencia de muchos valida, algunos de los cuales te contaré a continuación. Desde ahora te pido que, de lo que te presentaré enseguida, no me creas nada. Compruébalo por ti mismo y ve si es algo que para ti funciona. ¡Muy probablemente te sorprenderás!

Desde hace varios años, aun antes de dedicarme a escribir libros, he sido una gran observadora de la vida. Y este inagotable y disfrutable hábito de analizarla y observarla implica también comunicarme con las personas sobre los temas que me interesan. La pregunta "¿cómo le haces para...?" es habitual en mi vocabulario, ya que, cuando encuentro a una persona que maneja una situación de una forma que considero adecuada, interesante o saludable le pregunto al respecto y espulgo en detalle la información que me da.

Remedio casero número 1

Aquí te cuento lo que Juan José, un amigo con una gran capacidad de decidir a qué hora se despierta, me compartió. Resulta que estábamos en una reunión, en la que varios de los presentes comentamos la frustración que nos daba el hecho de que, por ejemplo, un domingo, cuando por ser día de descanso nos podríamos levantar tarde, el reloj biológico nos despertara a la misma hora que los días laborales, sin que pudiéramos retomar el sueño.

El susodicho comentó que él sí podía retomarlo después de levantarse al baño o de simplemente despertar. Yo le hice mi pregunta favorita: "¿Cómo le haces?". Para responderme se vio obligado a analizar esas acciones que, hasta ese momento, habían sido espontáneas e inconscientes. Al hacerlas conscientes, contestó lo siguiente: "Pongo mi atención en lo rica que está la cama, lo cómodo que estoy con mis cobijas y mis almohadas, me acurruco y me enfoco por completo en esas agradables sensaciones".

Cuando mencionó las sensaciones, me vino a la mente una importante pregunta que, para mí, fue clave para comprender mejor lo que comentaba: "Aun cuando tienes los ojos cerrados, ¿hacia dónde están dirigidos tus globos oculares, hacia el lado de la almohada o hacia el lado opuesto?"

Le sorprendió mi pregunta, porque nunca había reparado en ello. Se tomó unos momentos para "actuar" la postura y actitud que había descrito, y respondió: "Mis ojos están cerrados obviamente, pero están dirigidos levemente hacia abajo, como si estuvieran viendo mi cuerpo".

¡Esto fue clave para mí!, porque caí en la cuenta de que yo, cuando trataba de conciliar el sueño y no podía, tenía los globos de mis ojos —aun cuando están cerrados— dirigidos hacia el lado opuesto de la almohada, hacia "afuera", "viendo" mis pensamientos. Esto me sacaba de mis sensaciones y me llevaba a un nivel visual, propiciando mucha actividad mental que me alejaba por completo de la posibilidad de retomar el sueño. Esta cuestión parece insignificante. ¿Quién anda por la vida fijándose en eso? ¡Pues yo! Y ahora te comentaré por qué es importante.

Resulta que, basándome en la programación neurolingüística, el movimiento de nuestros ojos mientras comunicamos y expresamos nuestra experiencia interna denota si estamos accediendo y representando dicha información en el nivel visual, el auditivo o el kinestésico. Y, así las cosas, sabemos que, cuando estamos "viendo" lo que internamente nos representamos y comunicamos, tendemos a mover los ojos del nivel medio de la cara hacia arriba. A la izquierda cuando es información recordada y a la derecha cuando es creada. También puede ser que dirijamos la mirada justo al frente, como si estuviéramos viendo a lo lejos.

Cuando accedemos a y comunicamos información en el nivel auditivo, nuestra mirada se mueve en la línea media de la cara; al lado izquierdo cuando lo auditivo es recordado, y al lado derecho cuando es creado. Cuando la persona es zurda, el movimiento hacia la izquierda o hacia la derecha significará lo contrario.

La kinestésica, por el contrario, se asocia con el movimiento de los ojos de la línea media hacia abajo; abajo a la izquierda, a la derecha, o abajo al frente. Y esto sucede cuando estamos conectando con sensaciones y sentimientos.

He explicado de manera muy superficial estos conceptos, sólo con fines de darle sentido a lo que mi amigo me compartió, pero en realidad son mucho más profundos. Cuando empezamos a observar la vida, nos damos cuenta de lo verdaderos que son.

Una vez comprendido lo anterior, entendemos que, aunque Juan José hacía ese movimiento ocular de manera espontánea e inconsciente, precisamente, se conectaba con sus sensaciones de comodidad y disfrute, lo cual sin duda le facilitaba poder conciliar el sueño.

Han pasado varios años desde que aprendí ese recurso, el cual muchas veces he puesto en práctica sorprendiéndome de lo bien que funciona. A menos que tenga que levantarme porque el tiempo y mis actividades me lo exigen, aplicando esa herramienta soy capaz de poder retomar el sueño. Hay personas a quienes se les facilita enormemente lograrlo. Aunque despierten a dar de desayunar a los niños para mandarlos al colegio, o a atender cualquier asunto del día, vuelven a los brazos de Morfeo con total facilidad, en cuanto su cabeza vuelve a tocar la almohada. Yo no soy de ésas. Por el contrario, una vez que despierto ya no hay marcha atrás. Los días de descanso, cuando quiero dormir más tarde, aplico este recurso que aprendí de Juan José, ¡y a dormir se ha dicho!

Remedio casero número 2
Mi amiga Rocío un día me dijo que cuando no puede dormir, cambia su posición en la cama, poniendo la cabeza en el lado de los pies, y éstos en el lado de la cabecera. Éste es su mejor remedio para conciliar el sueño cuando no puede hacerlo, o retomarlo si despertó durante la noche.

A mí personalmente esto me ha funcionado muy bien algunas ocasiones, en otras, me siento "rara", como fuera de lugar, y prefiero volver a la posición original. Pero, por razones que no comprendo, en el verano ésta es mi posición favorita y me lleva a un sueño profundo y reparador. Si lo deseas, puedes probarlo a ver qué tal te va.

Remedio casero número 3

En un maravilloso viaje que hice con mi hermana Margarita, una de esas noches ninguna de las dos podíamos dormir. En parte porque todavía estábamos en el periodo del *jet lag* (descompensación por cambio rápido de zona horaria), y en parte por el entusiasmo mismo del viaje, teníamos demasiada excitación emocional y mental; y aunque era un "estrés bueno", era estrés, al fin y al cabo.

Mi hermana me sugirió que hiciéramos una postura (o asana) de hatha yoga, que consiste en lo siguiente: estando acostada boca arriba, levantar las piernas, flexionarlas sobre el pecho y rodearlas con los brazos para mantenerlas pegadas al abdomen. Al mismo tiempo, levantar la cabeza llevando la frente hacia las rodillas, tratando de unir ambas, o acercándolas lo más que se pueda. Pronto notarás que todo el cuerpo comienza a temblar involuntariamente como producto del esfuerzo generado al mantener esta postura. Uno o dos minutos sería lo ideal, o lo más que puedas aguantar. Enseguida soltar las piernas, volver a la posición acostada boca arriba, relajarte unos momentos y hacer de nuevo la postura. Se puede repetir este ciclo tres o cuatro veces.

Hace mucho sentido pensar que esto ayuda a dormir, porque de alguna manera facilita sacar el estrés a través de ese temblor involuntario que se genera en el cuerpo como producto de la postura, y acto seguido se experimenta una gran relajación.

Algunas noches perdemos el sueño por situaciones tristes o preocupantes; otras, por alegría y emoción; unas más por enojo, frustración, indignación, etcétera. En el primer caso, estamos más bien "aplanados" emocionalmente; en los otros casos hay mucha excitación emocional, sensorial y mental. Me parece que es en éstos cuando esta postura o asana funciona mucho mejor para relajarnos y poder conciliar el sueño, o retomarlo si lo perdimos durante la noche.

Como mencioné con anterioridad, nada mejor que probar para que te convenzas por ti mismo... o no.

Remedio casero número 4

Tomar un vaso de leche caliente. O un vaso de lechita calientita; un vaso de lechita caliente; un vasito de leche calientita... ¡No creas que me volví loca! Éstas son las variantes con las que esta idea ha sido expresada por varias personas, entre amistades y familiares, a quienes les he preguntado qué es lo que sienten ante ellas. Su respuesta ha sido —palabras más, palabras menos— que estas expresiones las remontan a una sensación infantil de estar siendo consentidos, arropados, cuidados. Entonces, por razones obvias, en los insomnios causados por tristeza, soledad, preocupación, este remedio casero funciona muy bien.

Pero la leche caliente como remedio para poder dormir no sólo nos funciona por las razones mencionadas, sino por el hecho de que contiene, además de calcio y magnesio, el mencionado triptófano, el aminoácido encargado de producir, entre otras cosas, melatonina, la hormona del buen dormir.

En el siguiente apartado hablaremos más sobre la melatonina.

La melatonina
Ésta es una hormona que se produce principalmente en la glándula pineal y regula los ciclos de día y noche o los ciclos de sueño y vigilia. También tiene efectos benéficos en casos de depresión y fortalece el sistema inmune.

La melatonina puede ser un muy buen remedio en casos de insomnio. Los suplementos se pueden conseguir de venta libre en farmacias y tiendas de productos naturales, y es importante seguir las indicaciones del paquete. Pero nuestro sabio cuerpo la produce de manera natural y espontánea, como efecto de la oscuridad, y así, nos induce al sueño. Por ello, es importante que tratemos de que el espacio donde dormimos esté lo más oscuro posible, ya que ello favorecerá la producción de melatonina y, por lo tanto, el dormir bien. El aumento en su producción provoca sueño, y cuando disminuye, despertamos.

Asimismo, ciertos alimentos la contienen, tales como la avena, nueces, plátanos, papas, vino tinto en cantidad moderada, tomates, ciruelas, arroz, maíz y cerezas, entre otros. En el apartado de las propuestas de Margarita Chávez Martínez, presentado con anterioridad, también encontrarás los alimentos y suplementos que promueven su producción.

CONCLUSIÓN

Una vez más hemos recorrido juntos un camino, tal como lo hacemos cada vez que me honras leyendo una de mis obras.

Hasta este punto, hemos revisado y explorado el insomnio desde distintas perspectivas. Y una vez que algo se desmenuza de esa forma, nunca se vuelve a ver igual, ni nuestra relación con eso vuelve a ser la misma.

¿Una relación con el insomnio? En efecto. Yo considero que, seamos conscientes de ello o no, tenemos una relación con todo. Con cada faceta de nuestro mundo interno y externo, y con cada aspecto de la vida; y como todas las relaciones, puede ser sana y nutridora, una fuente de bienestar, o todo lo contrario.

Aprender a relacionarnos con el insomnio y sanar nuestra relación con él implica, desde mi punto de vista, explorar el propio, como lo hemos hecho, y verlo como un aliado que nos muestra asuntos que hay que resolver, situaciones internas y externas que piden nuestra atención, deficiencias en nuestro modo de vida que necesitan ser modificadas, e incluso desbalances orgánicos que, si no fuera por él, tal vez nunca atenderíamos.

Ver el insomnio como un aliado no significa darnos por vencidos y acostumbrarnos a vivir con él. Significa, por el contrario, entender sus mensajes y poner manos a la obra para luego dejarlo ir. Porque cuando ya comprendimos el mensaje que algo nos trae, deja de ser funcional y no lo necesitamos más. Retenerlo no sólo nos estanca en nuestro proceso de desarrollo, sino que comienza a hacernos daño. Lo que era un aliado, entonces sí, se convierte en un enemigo.

Cuando comprendas lo que tu insomnio te quiere mostrar, estoy segura de que te será relativamente sencillo solucionarlo. Pero es necesaria tu voluntad para actuar y tu perseverancia en dichas acciones. Sólo así se resuelven las cosas.

Nuestra naturaleza humana está diseñada para evolucionar como la vida misma. Para mí, la naturaleza es una gran maestra, una metáfora de lo que es la vida personal. Mira cómo en la naturaleza todo tiende a crecer, a desarrollarse, a producir flores y frutos. Y así debe ser la vida humana. Al igual que en la naturaleza, cuando falta el agua, el aire, o no se curan las enfermedades de una planta, ésta decae poco a poco y se muere. En la vida humana, aunque sigamos vivos, respirando, a veces morimos por dentro, nos marchitamos por falta de nutrientes físicos, emocionales y espirituales, y por no atender los desequilibrios y enfermedades de toda índole que nos puedan estar aquejando.

Al insomnio, pues, hay que abrazarlo, explorarlo, comprenderlo, dejarlo estar, para después poder dejarlo ir, para que no cause los estragos que ya ampliamente presentamos en este libro. Y para dejarlo ir, puedes llevar a cabo las recomendaciones que te he ofrecido, si así lo deseas.

Si se siembra la semilla con fe y se cuida con perseverancia, sólo será cuestión de tiempo recoger sus frutos.

THOMAS CARLYLE

Ten fe y confianza. Recoger los frutos no es una posibilidad, es una ley. Y las leyes se cumplen con nosotros, sin nosotros y a pesar de nosotros.